Stoffwechsel- und Formelsammlung Biochemie

3. Auflage

ELSEVIER

Elsevier GmbH, Bernhard-Wicki-Str. 5, 80636 München, Deutschland
Wir freuen uns über Ihr Feedback und Ihre Anregungen an kundendienst@elsevier.com
ISBN 978-3-437-41193-9
eISBN 978-3-437-05025-1

Fehler gefunden
Trotz aller Sorgfalt kann es passieren, dass sich ein Fehler einschleicht oder fachlich-inhaltliche Aktualisierungen notwendig geworden sind. Sobald ein relevanter Fehler entdeckt wird, stellen wir eine Korrektur zur Verfügung.

Bibliografische Information der Deutschen Nationalbibliothek
Die Deutsche Nationalbibliothek verzeichnet diese Publikation in der Deutschen Nationalbibliografie; detaillierte bibliografische Daten sind im Internet über https://www.dnb.de abrufbar.

21 22 23 24 25 5 4 3 2 1

Planung: Susanne Szczepanek
Lektorat: Carina Cordas, Sabine Hennhöfer
Zeichnungen: Dr. Wolfgang Zettlmeier
Projektmanagement: Cornelia von Saint Paul
Satz: abavo GmbH, Buchloe
Druck und Bindung: Dimograf, Bielsko-Biała, Polen
Umschlaggestaltung: Spieszdesign Büro für Gestaltung, Neu-Ulm

Aktuelle Informationen finden Sie im Internet unter www.elsevier.de

Inhalt

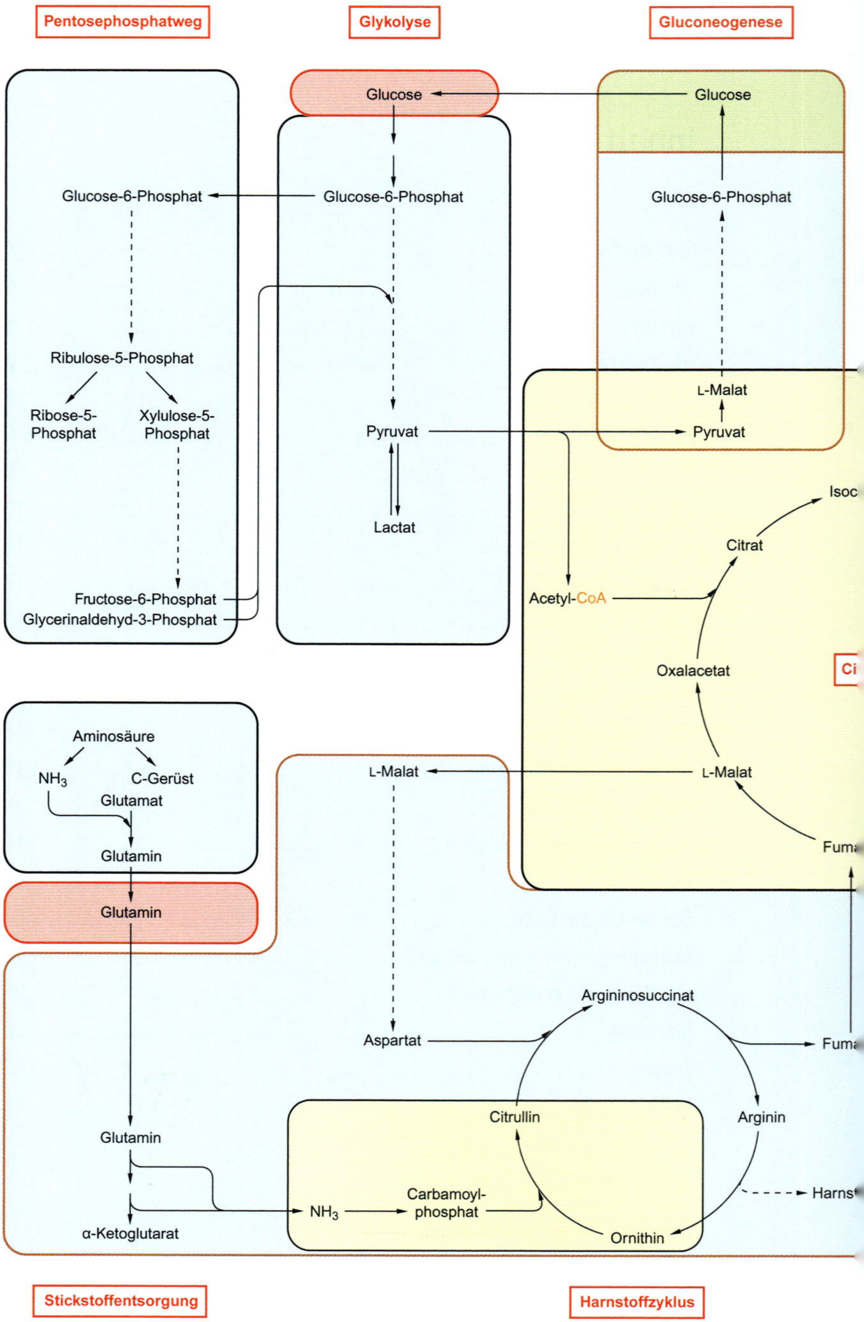

Pentosephosphatweg
Glykolyse
Gluconeogenese
Glucose
Glucose
Glucose-6-Phosphat
Glucose-6-Phosphat
Glucose-6-Phosphat
Ribulose-5-Phosphat
Ribose-5-Phosphat
Xylulose-5-Phosphat
Fructose-6-Phosphat
Glycerinaldehyd-3-Phosphat
Pyruvat
Lactat
L-Malat
Pyruvat
Isoc
Citrat
Acetyl-CoA
Oxalacetat
Ci
L-Malat
Fuma
Aminosäure
NH3
C-Gerüst
Glutamat
Glutamin
Glutamin
L-Malat
Argininosuccinat
Aspartat
Fuma
Citrullin
Arginin
Glutamin
Carbamoyl-phosphat
NH3
Harns
α-Ketoglutarat
Ornithin
Stickstoffentsorgung
Harnstoffzyklus

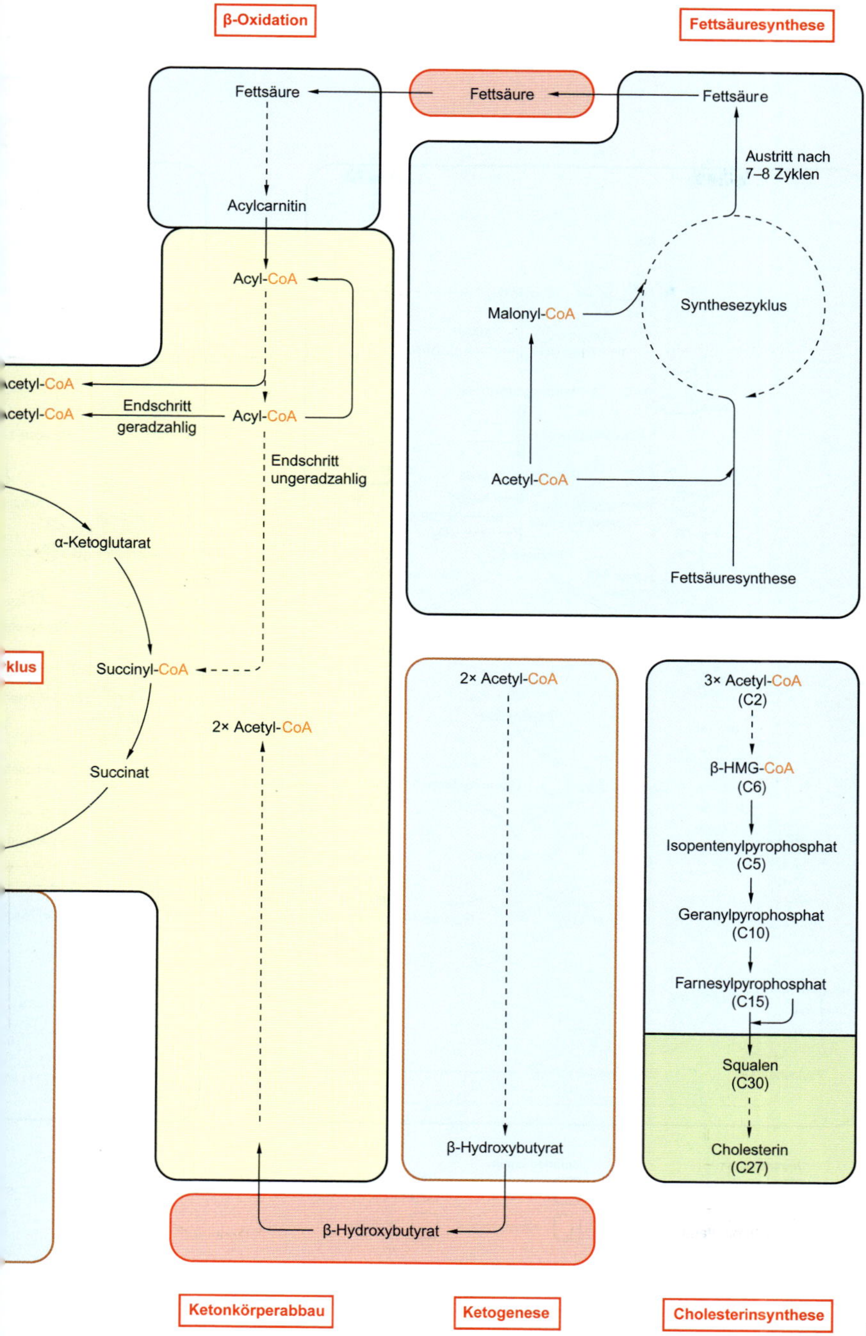

β-Oxidation
Fettsäuresynthese
Fettsäure
Fettsäure
Fettsäure
Acylcarnitin
Acyl-CoA
Austritt nach
7–8 Zyklen
Malonyl-CoA
Synthesezyklus
Acetyl-CoA
Acetyl-CoA
Endschritt
geradzahlig
Acyl-CoA
Endschritt
ungeradzahlig
Acetyl-CoA
Fettsäuresynthese
α-Ketoglutarat
klus
Succinyl-CoA
2× Acetyl-CoA
Succinat
2× Acetyl-CoA
3× Acetyl-CoA
(C2)
β-HMG-CoA
(C6)
Isopentenylpyrophosphat
(C5)
Geranylpyrophosphat
(C10)
Farnesylpyrophosphat
(C15)
Squalen
(C30)
β-Hydroxybutyrat
Cholesterin
(C27)
β-Hydroxybutyrat
Ketonkörperabbau
Ketogenese
Cholesterinsynthese

Pentosephosphatweg

Glyko-

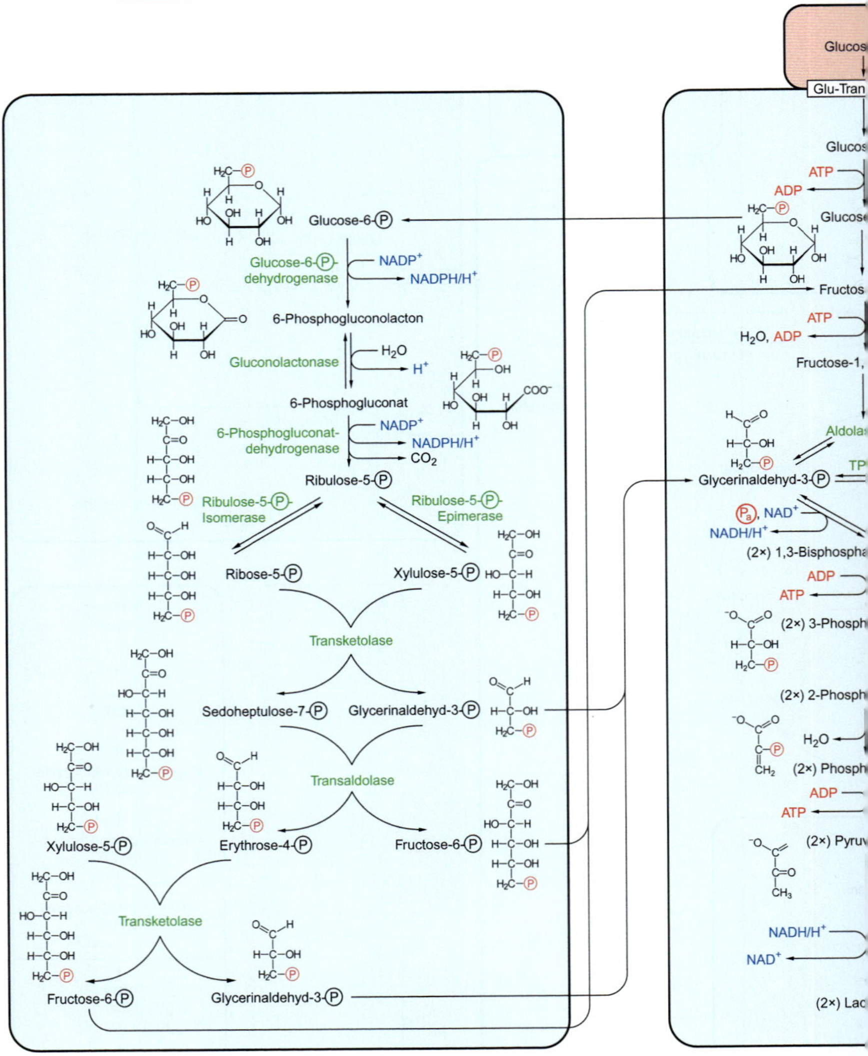

Umrandungen:

- Reaktion in jeder Zelle möglich
- Reaktion ist leberspezifisch

Unterlegungen:

- Zytosol
- endopl. Retikulum
- Mitochondrium
- Blutbahn

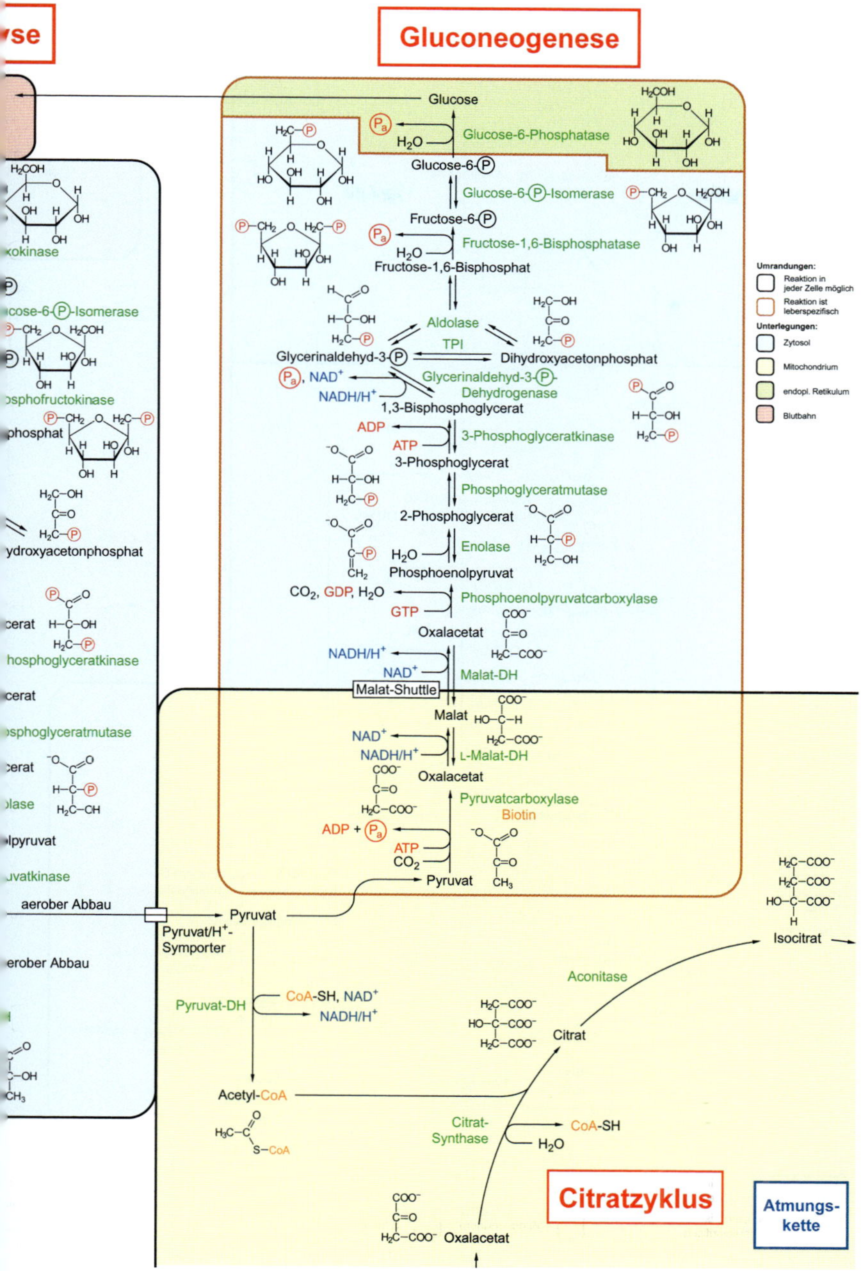

ɾse
Gluconeogenese
Glucose
Glucose-6-Phosphatase
H2O
Glucose-6-P
Glucose-6-P-Isomerase
Fructose-6-P
Fructose-1,6-Bisphosphatase
H2O
Fructose-1,6-Bisphosphat
Aldolase
TPI
Glycerinaldehyd-3-P
Dihydroxyacetonphosphat
Pa, NAD+
NADH/H+
Glycerinaldehyd-3-P-Dehydrogenase
1,3-Bisphosphoglycerat
ADP
ATP
3-Phosphoglyceratkinase
3-Phosphoglycerat
Phosphoglyceratmutase
2-Phosphoglycerat
H2O
Enolase
Phosphoenolpyruvat
CO2, GDP, H2O
GTP
Phosphoenolpyruvatcarboxylase
Oxalacetat
NADH/H+
NAD+
Malat-DH
Malat-Shuttle
Malat
NAD+
NADH/H+
L-Malat-DH
Oxalacetat
Pyruvatcarboxylase
Biotin
ADP + Pa
ATP
CO2
Pyruvat
Umrandungen:
Reaktion in jeder Zelle möglich
Reaktion ist leberspezifisch
Unterlegungen:
Zytosol
Mitochondrium
endopl. Retikulum
Blutbahn
kokinase
cose-6-P-Isomerase
osphofructokinase
phosphat
ydroxyacetonphosphat
cerat
hosphoglyceratkinase
cerat
osphoglyceratmutase
cerat
olase
lpyruvat
uvatkinase
aerober Abbau
erober Abbau
Pyruvat
Pyruvat/H+-Symporter
Pyruvat-DH
CoA-SH, NAD+
NADH/H+
Acetyl-CoA
Citrat-Synthase
CoA-SH
H2O
Citrat
Aconitase
Isocitrat
Oxalacetat
Citratzyklus
Atmungskette

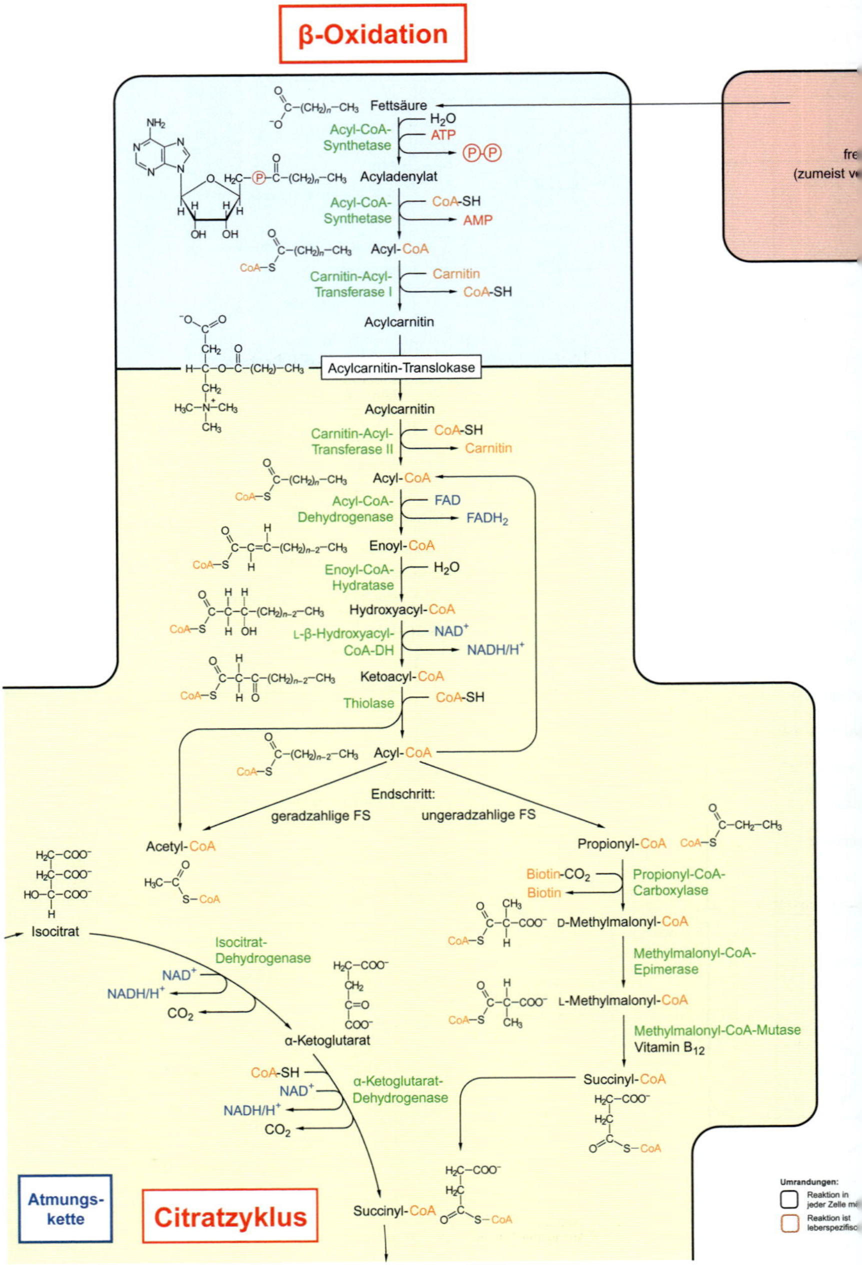
β-Oxidation
Fettsäure
Acyl-CoA-Synthetase
H2O
ATP
Acyladenylat
CoA-SH
AMP
Acyl-CoA
Carnitin-Acyl-Transferase I
Carnitin
CoA-SH
Acylcarnitin
Acylcarnitin-Translokase
Acylcarnitin
Carnitin-Acyl-Transferase II
CoA-SH
Carnitin
Acyl-CoA
Acyl-CoA-Dehydrogenase
FAD
FADH2
Enoyl-CoA
Enoyl-CoA-Hydratase
H2O
Hydroxyacyl-CoA
L-β-Hydroxyacyl-CoA-DH
NAD+
NADH/H+
Ketoacyl-CoA
Thiolase
CoA-SH
Acyl-CoA
Endschritt:
geradzahlige FS
ungeradzahlige FS
Acetyl-CoA
Propionyl-CoA
Biotin-CO2
Biotin
Propionyl-CoA-Carboxylase
D-Methylmalonyl-CoA
Methylmalonyl-CoA-Epimerase
L-Methylmalonyl-CoA
Methylmalonyl-CoA-Mutase
Vitamin B12
Succinyl-CoA
Isocitrat
Isocitrat-Dehydrogenase
NAD+
NADH/H+
CO2
α-Ketoglutarat
CoA-SH
NAD+
NADH/H+
CO2
α-Ketoglutarat-Dehydrogenase
Succinyl-CoA
Atmungs-kette
Citratzyklus
(zumeist v
Umrandungen:
Reaktion in jeder Zelle m
Reaktion ist leberspezifisc

Fettsäure-Synthese

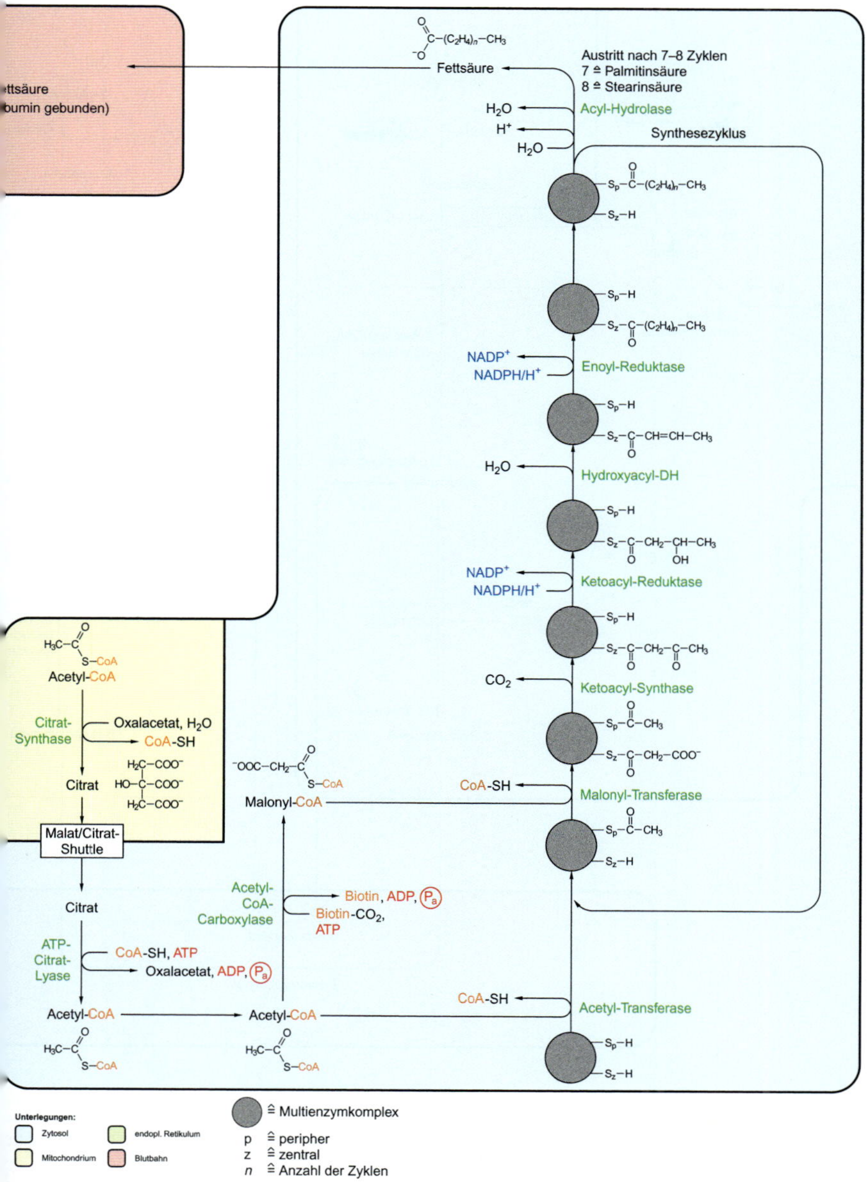

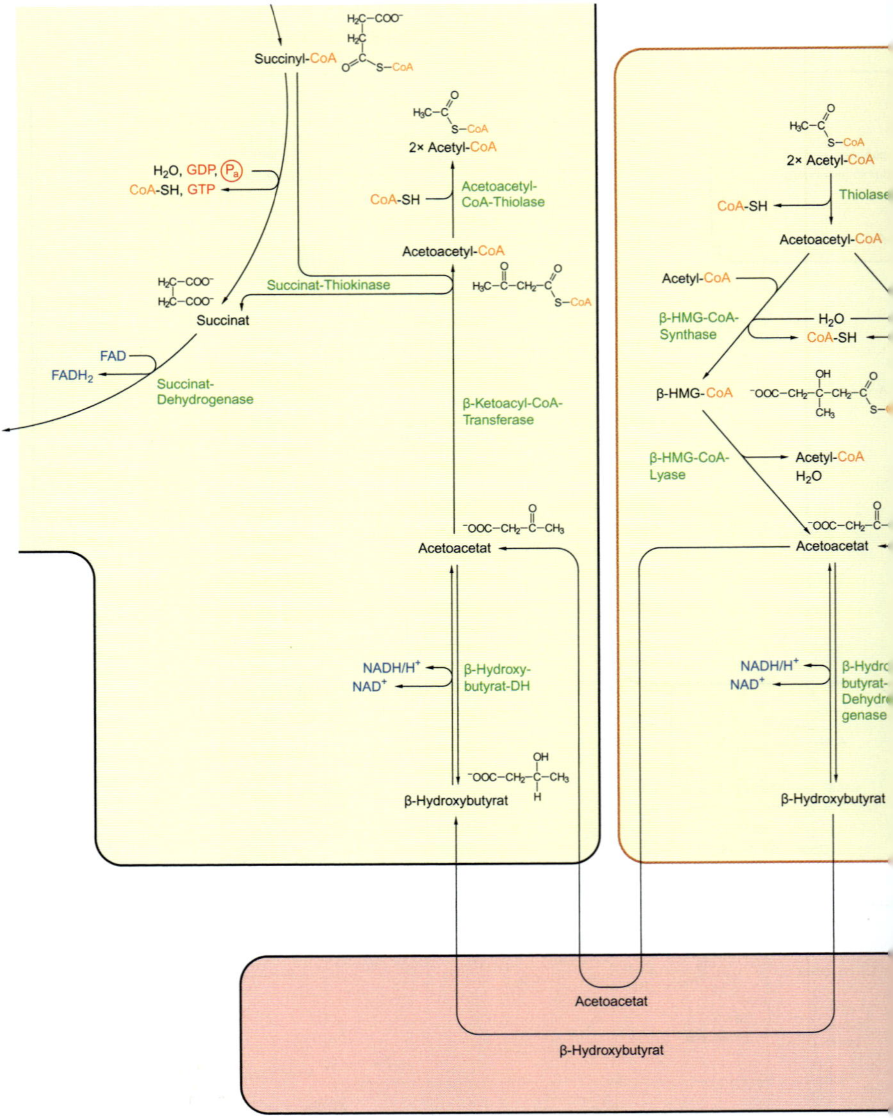

Ketonkörperabbau

Ketogenese

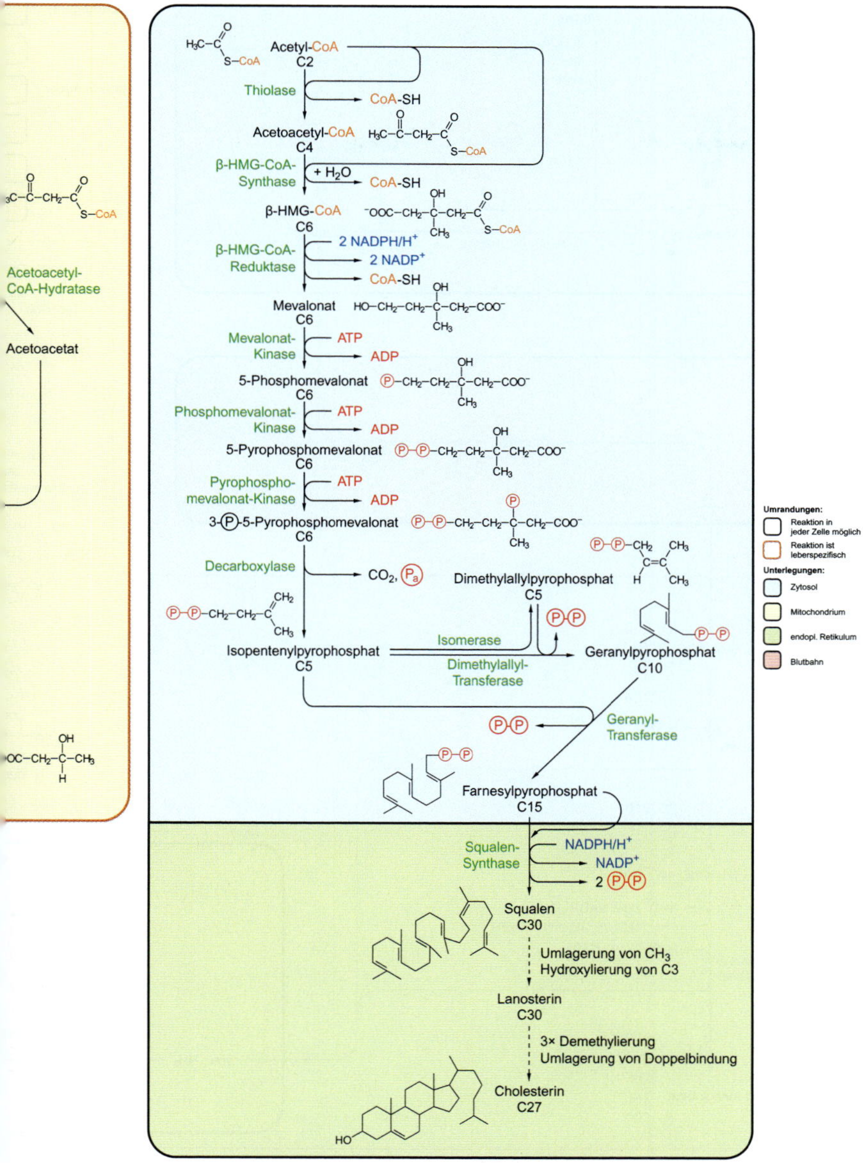

Cholesterinbiosynthese

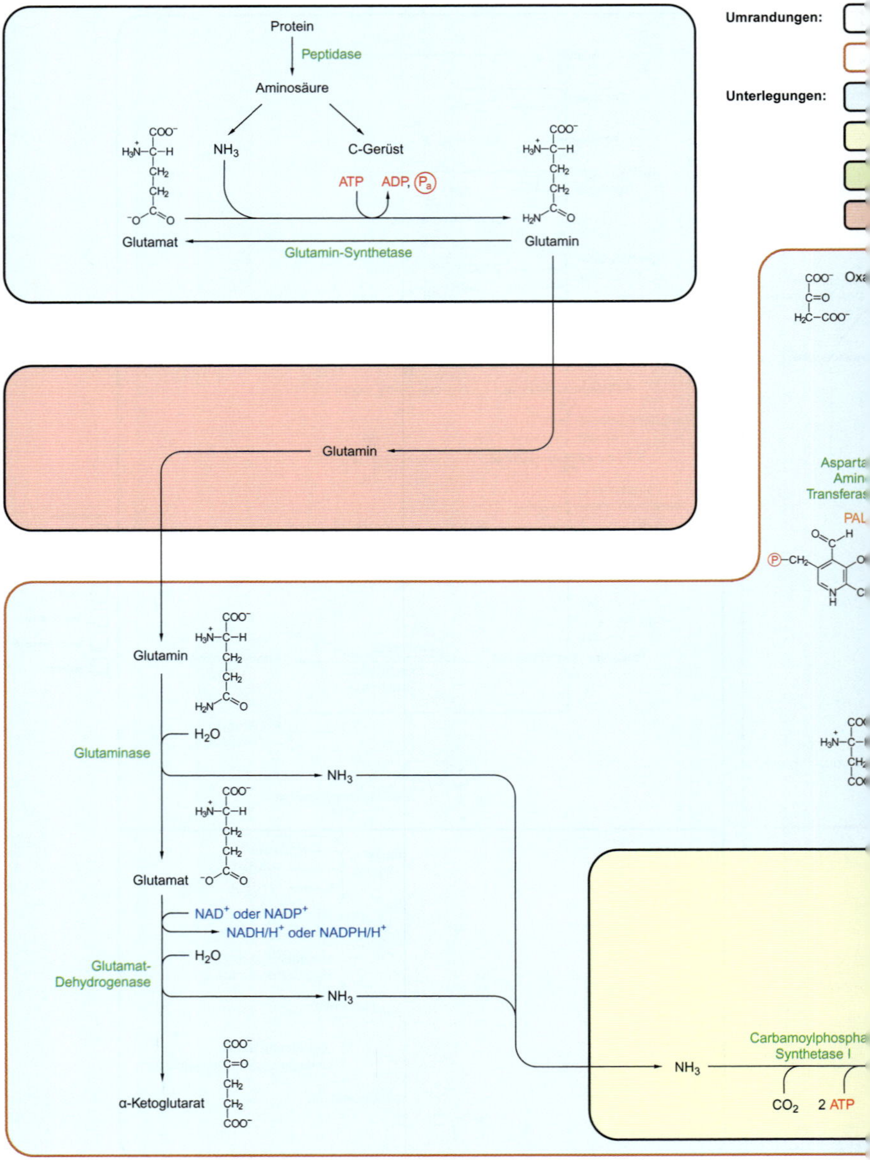

Stickstoffentsorgung

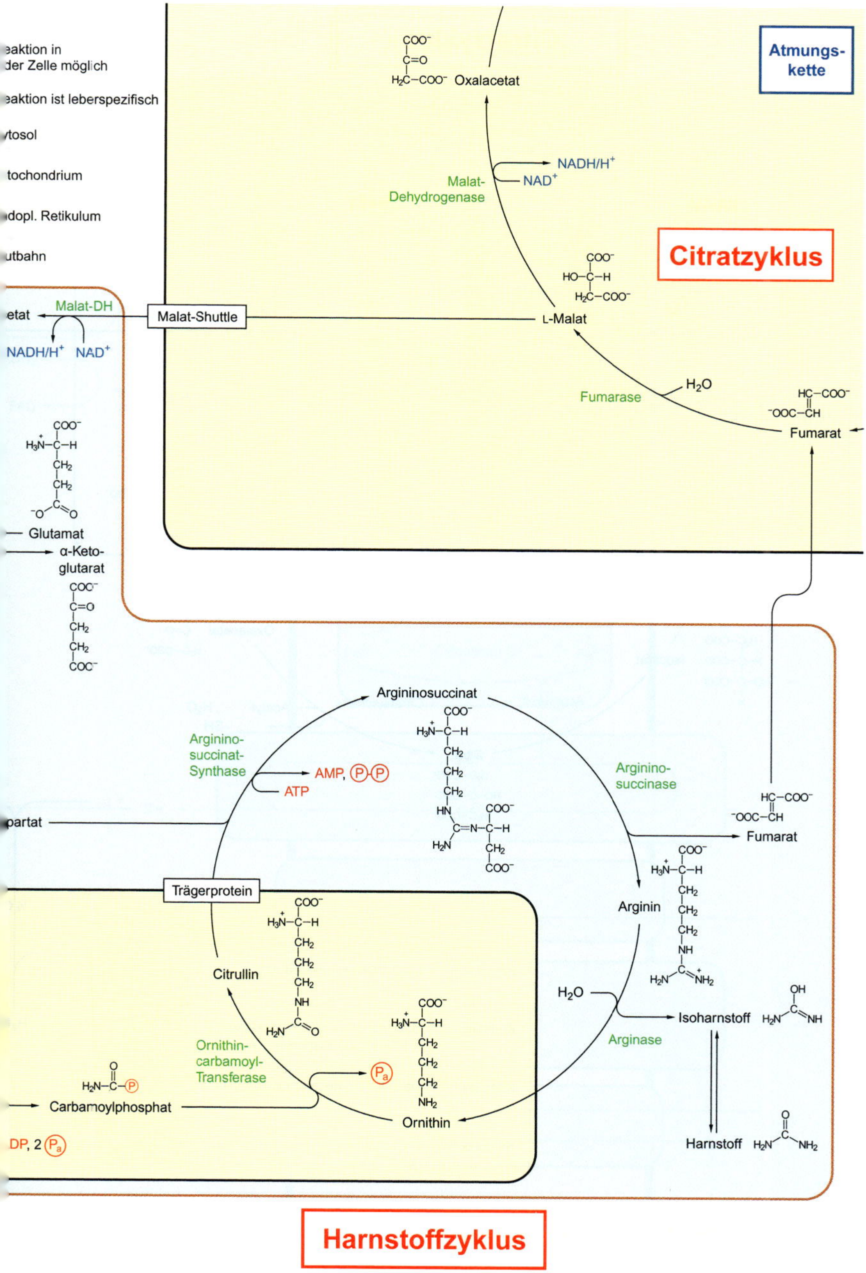

eaktion in der Zelle möglich
eaktion ist leberspezifisch
ytosol
tochondrium
dopl. Retikulum
utbahn
Atmungs-kette
Oxalacetat
Malat-Dehydrogenase
NADH/H+
NAD+
Citratzyklus
L-Malat
Malat-Shuttle
Malat-DH
etat
Fumarase
H2O
Fumarat
Glutamat
α-Keto-glutarat
Argininosuccinat
Arginino-succinat-Synthase
AMP, P-P
ATP
Argininosuccinase
partat
Fumarat
Arginin
Trägerprotein
Citrullin
Ornithin-carbamoyl-Transferase
Pa
Carbamoylphosphat
DP, 2 Pa
Ornithin
Arginase
Isoharnstoff
Harnstoff
Harnstoffzyklus

Aminosäuren

proteinogene Aminosäuren

neutrale AS		saure AS	basische AS
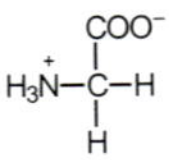 Glycin (Gly) glucogen	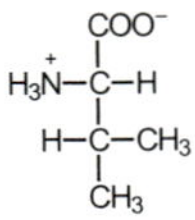 Valin (Val) essentiell glucogen	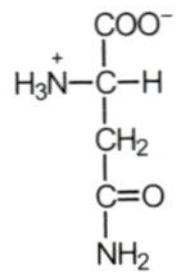 Asparagin (Asn) glucogen	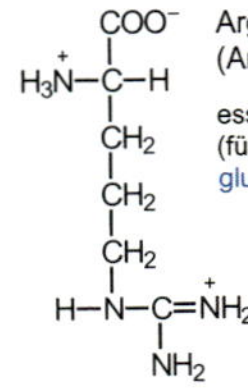 Arginin (Arg) essentiell (für Säugling glucogen
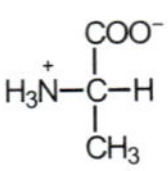 Alanin (Ala) glucogen	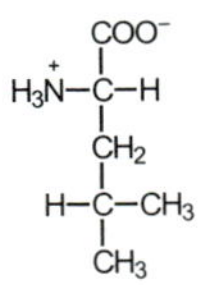 Leucin (Leu) essentiell ketogen	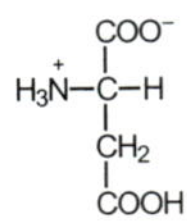 Asparagin- säure (Asp) glucogen	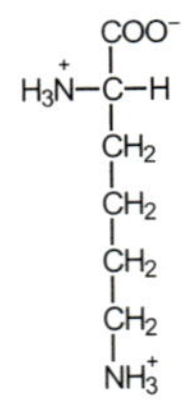 Lysin (Lys) essentiell ketogen
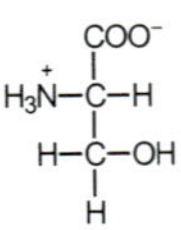 Serin (Ser) glucogen	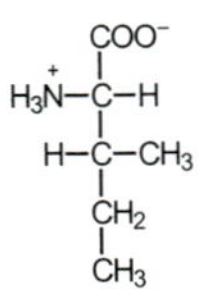 Isoleucin (Ile) essentiell glucogen ketogen	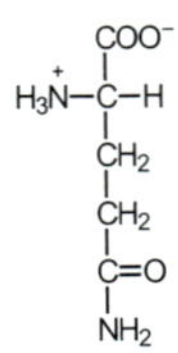 Glutamin (Gln) glucogen	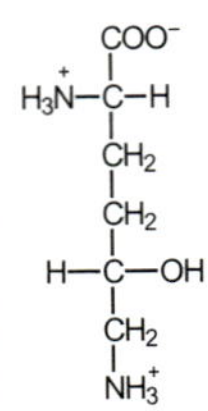 Hydroxy lysin (Hyl)
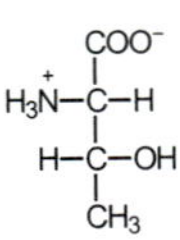 Threonin (Thr) essentiell glucogen		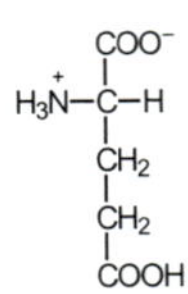 Glutamin- säure (Glu) glucogen	

Aminosäuren

schwefelhaltige AS	aromatische AS	heterozyklische AS	nicht proteinogene Aminosäuren
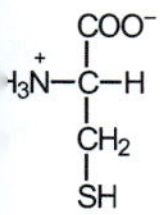 Cystein (Cys) semiessentiell glucogen	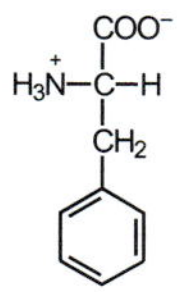 Phenylalanin (Phe) glucogen ketogen	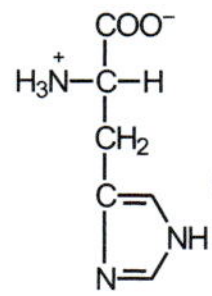 Histidin (His) essentiell (für Säuglinge) glucogen	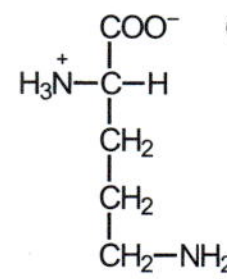 Ornithin
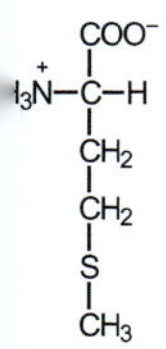 Methionin (Met) essentiell glucogen	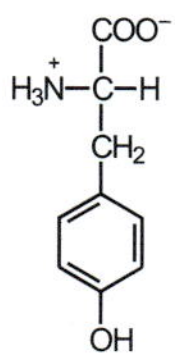 Tyrosin (Tyr) semiessentiell glucogen ketogen	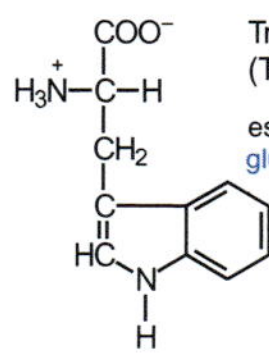 Tryptophan (Trp) essentiell glucogen	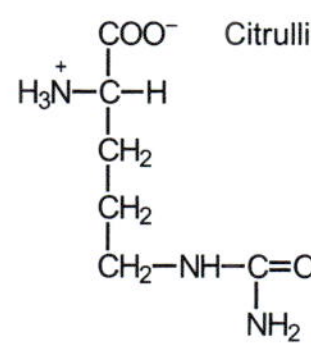 Citrullin
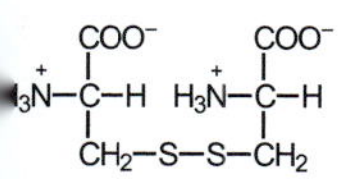 Cystin (Cys-Cys)		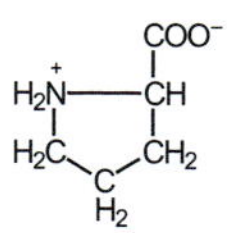 Prolin (Pro) glucogen	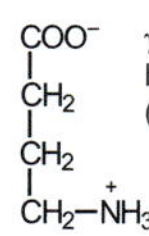 γ-Aminobuttersäure (GABA)
			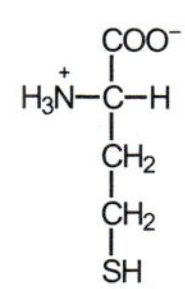 Homocystein

Wasserlösliche Vitamine

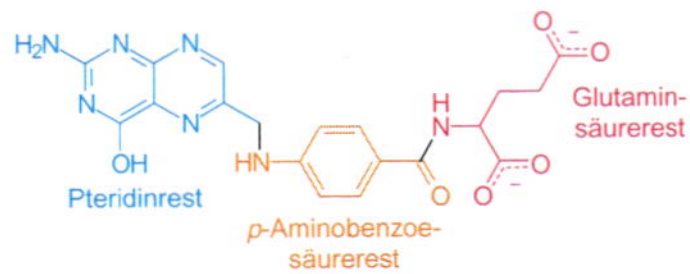

Folsäure (Vitamin B_4)
C_1-Übertragung
Erythropoese

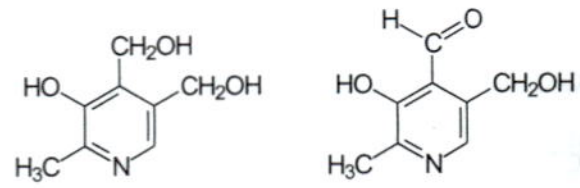

Pyridoxol (Pyridoxin)

Pyridoxal

Pyridoxalphosphat (Vitamin B
Decarboxylierung
Transaminierung

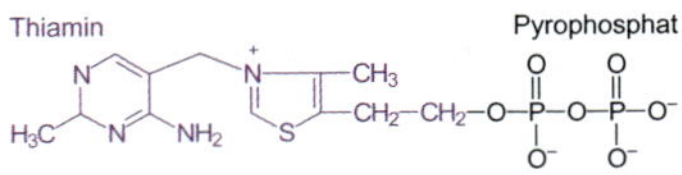

Thiaminpyrophosphat (Vitamin B_1)
Decarboxylierung

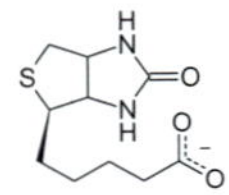

Biotin (Vitamin H)
Carboxylierung

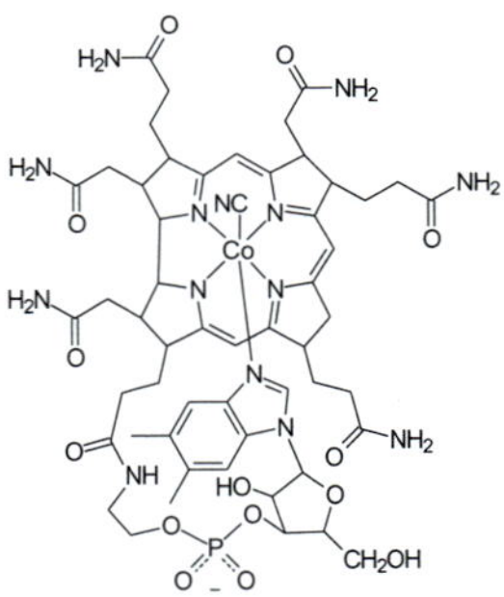

Cyanocobalamin (Vitamin B_{12})
C_1-Übertragung
C-C-Umlagerung

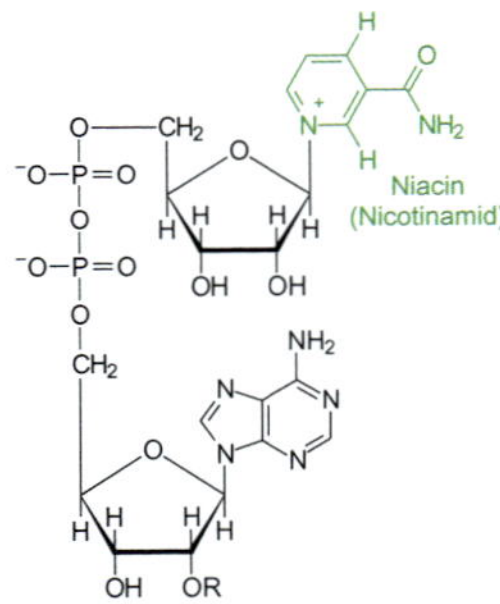

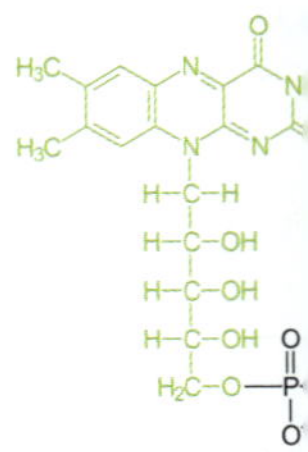

Nicotinamid-adenindinucleotid (R = H) (NAD⁺)

Nicotinamidadenin-dinucleotidphosphat (R = PO_3^-) (NADP⁺)

(Vitamin B_3)
Wasserstoffübertragung

NADH (R = H)

NADPH (R = PO_3^-)

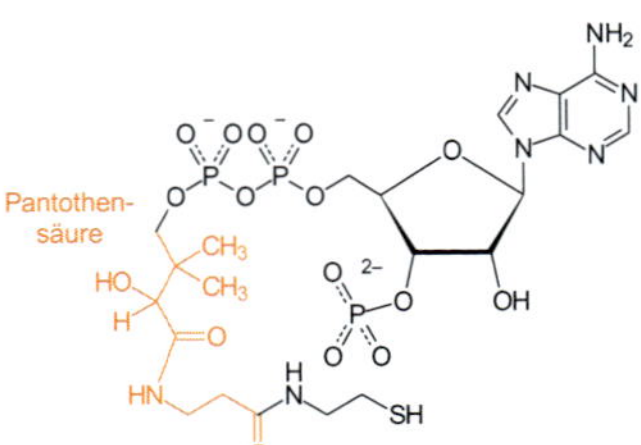

Coenzym A (Vitamin B_5)
Bildung von aktiven Verbindungen

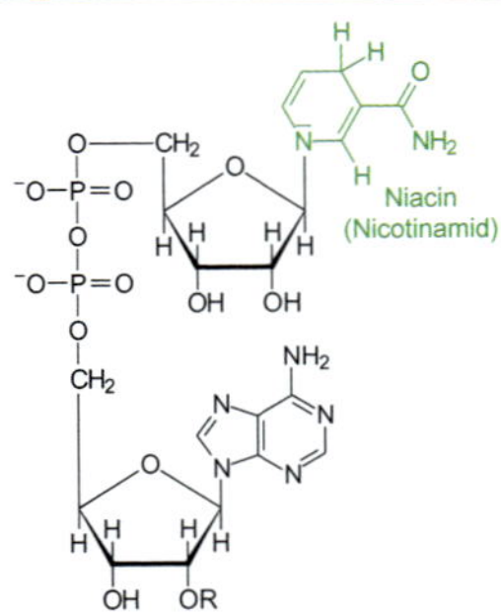

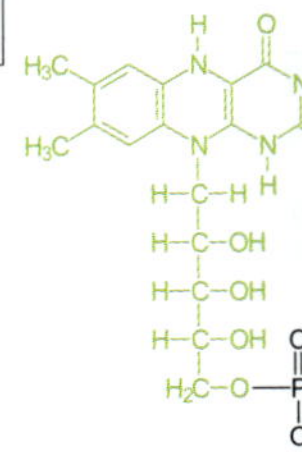

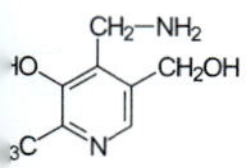

Pyridoxamin

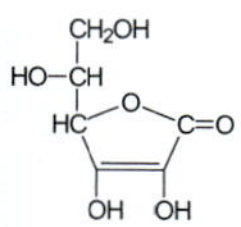

Ascorbinsäure (Vitamin C)
Coenzym des Redoxsystems

boflavin

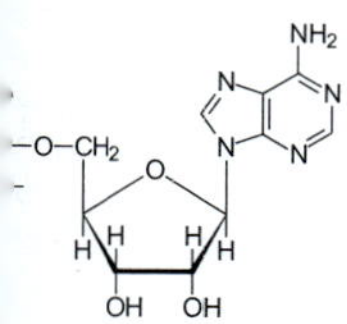

Flavinadenindinucleotid (FAD) (Vitamin G)
Wasserstoffübertragung
Flavinadenindinucleotid (reduziert) ($FADH_2$)

boflavin

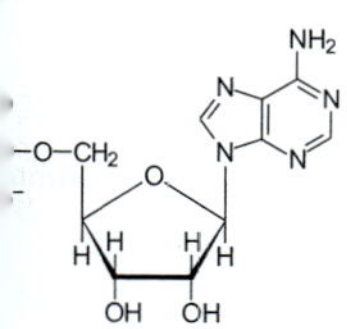

Fettlösliche Vitamine

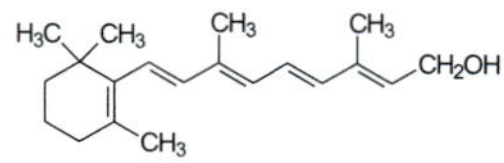

Retinol (Vitamin A)
Photorezeption
Epithelstabilisierung

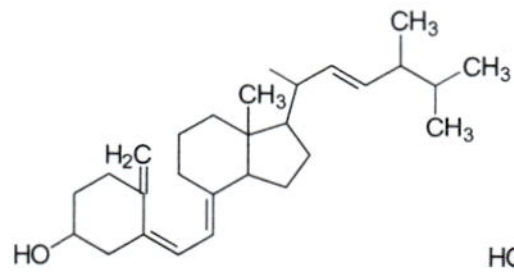

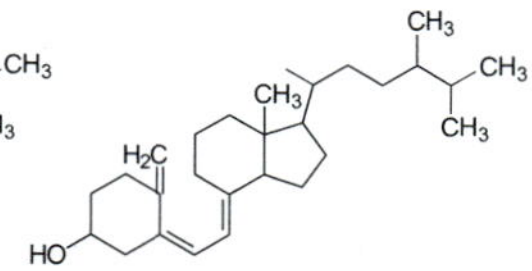

Ergocalciferol (Vitamin D_2) **Cholecalciferol** (Vitamin D_3)
Ca^{2+}-Stoffwechsel

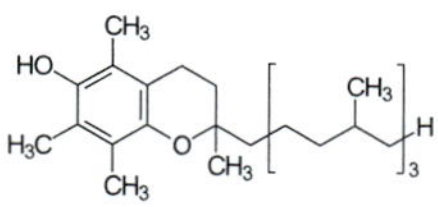

Tocopherol (Vitamin E)
schützt Lipide vor Oxidation

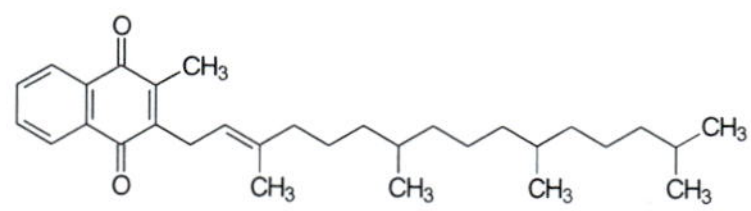

Phyllochinon (Vitamin K)
Carboxylierung von Glutamylresten von Proteinen

Energiereiche Verbindungen

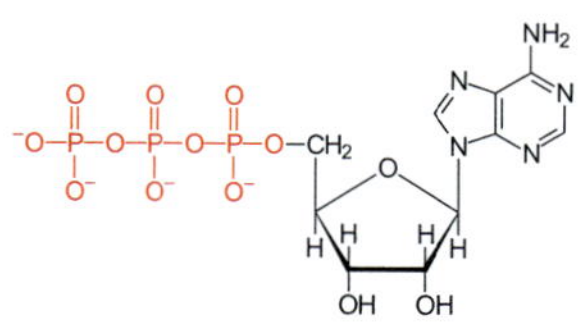

Adenosintriphosphat (ATP)

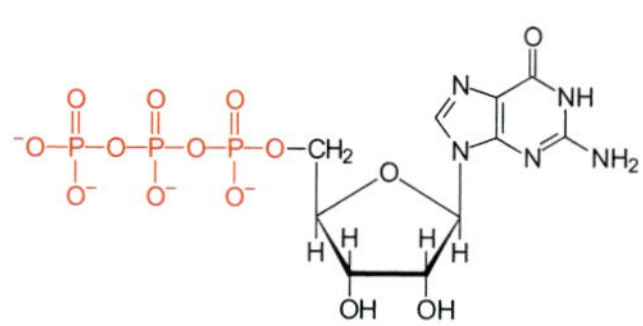

Guanosintriphosphat (GTP)

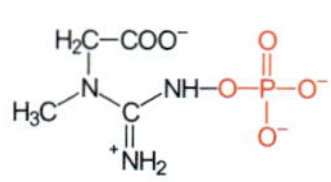

Kreatinphosphat

	Alkane	Monoalkohole R–OH	Polyalkohole	Mono- carbon- säuren
1 C-Atom	**Methan** CH_4 H H–C–H H	**Methanol** CH_4O H H–C–OH H		**Formiat** $^{-}$O–C=O H
2 C-Atome	**Ethan** C_2H_6 H H–C–H H–C–H H	**Ethanol** C_2H_6O H H–C–OH H–C–H H	**Glykol** $C_2H_6O_2$ H H–C–OH H–C–OH H	**Acetat** $^{-}$O–C=O H–C–H H
3 C-Atome	**Propan** C_3H_8 H H–C–H H–C–H H–C–H H	**1-Propanol** C_3H_8O H H–C–OH H–C–H H–C–H H Konstitutions-isomer: • 2-Propanol	**Glycerin** $C_3H_8O_3$ H H–C–OH H–C–OH H–C–OH H	**Propiona** $^{-}$O–C=O H–C–H H–C–H H
4 C-Atome	**Butan** C_4H_{10} H H–C–H H–C–H H–C–H H–C–H H	**1-Butanol** $C_4H_{10}O$ H H–C–OH H–C–H H–C–H H–C–H H Konstitutionsisomer: • 2-Butanol	**1,4-Butandiol** $C_4H_{10}O_2$ H H–C–OH H–C–H H–C–H H–C–OH H Konstitutionsisomer: • 1,3-Butandiol	**Butyrat** $^{-}$O–C=O H–C–H H–C–H H–C–H H
5 C-Atome	**Pentan** C_5H_{12} H H–C–H H–C–H H–C–H H–C–H H–C–H H	**1-Pentanol** $C_5H_{12}O$ H H–C–OH H–C–H H–C–H H–C–H H–C–H H Konstitutionsisomere: • 2-Pentanol • 3-Pentanol	**Xylitol** $C_5H_{12}O_5$ H H–C–OH H–C–OH HO–C–H H–C–OH H–C–OH H Stereoisomere: • Adonitol • Arabit	**Valeriat** $^{-}$O–C=O H–C–H H–C–H H–C–H H–C–H H
6 C-Atome	**Hexan** C_6H_{14} H H–C–H H–C–H H–C–H H–C–H H–C–H H–C–H H	**1-Hexanol** $C_6H_{14}O$ H H–C–OH H–C–H H–C–H H–C–H H–C–H H–C–H H Konstitutionsisomere: • 2-Hexanol • 3-Hexanol	**Sorbitol** $C_6H_{14}O_6$ H H–C–OH H–C–OH HO–C–H H–C–OH H–C–OH H–C–OH H Stereoisomere: • Mannitol • Galactitol	**Caprona** $^{-}$O–C=O H–C–H H–C–H H–C–H H–C–H H–C–H H

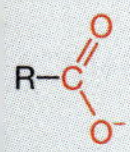	Dicarbonsäuren	Tricarbonsäuren	Aldehyde 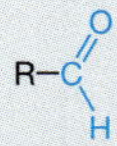	Ketone 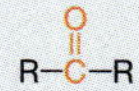
CHO_2^-	**Carbonat** CO_3^{2-} 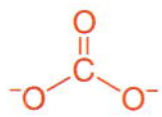		**Formaldehyd** CH_2O 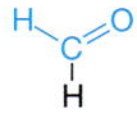	
$C_2H_3O_2^-$	**Oxalat** $C_2O_4^{2-}$ 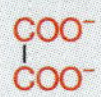		**Acetaldehyd** C_2H_4O 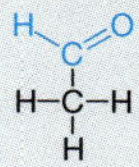	
$C_3H_5O_2^-$	**Malonat** $C_3H_2O_4^{2-}$ 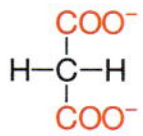		**Propanal** C_3H_6O 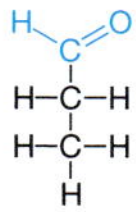	**Aceton** C_3H_6O 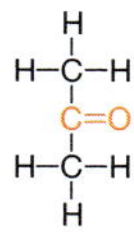
$C_4H_7O_2^-$	**Succinat** $C_4H_4O_4^{2-}$ 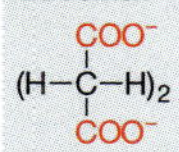 **Fumarat** $C_4H_4O_4^{2-}$ 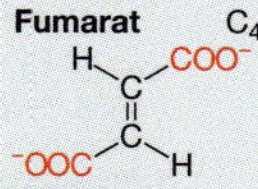 Stereoisomer: • Maleinat (*cis*-Konf.)		**Butanal** C_4H_8O 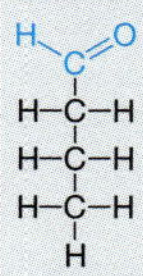	**Butanon** C_4H_8O 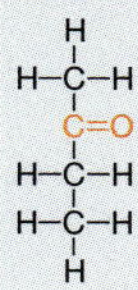
$C_5H_9O_2^-$	**Glutarat** $C_5H_6O_4^{2-}$ 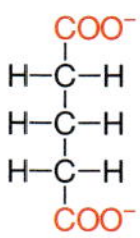			**2-Pentanon** $C_5H_{10}O$ 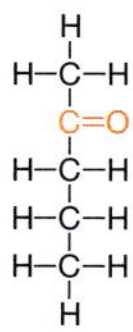 Konstitutionsisomer: • 3-Pentanon
$C_6H_{11}O_2^-$	**Adipat** $C_6H_8O_4^{2-}$ 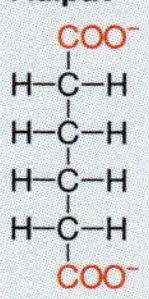	**Tricarballylat** $C_6H_5O_6^{3-}$ 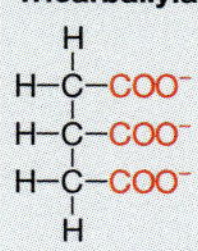		**2-Hexanon** $C_6H_{12}O$ 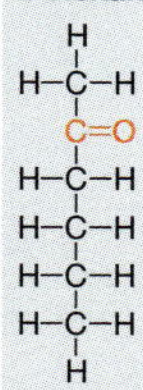 Konstitutionsisomer: • 3-Hexanon

	Biogene Amine 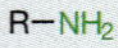	Säureamide 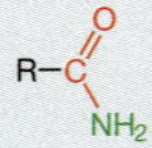	α-Aminosäuren 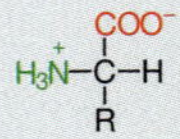
1 C-Atom		**Harnstoff** 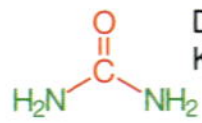 Diamid der Kohlensäure Konstitutionsisomer: • Isoharnstoff	
2 C-Atome	**Ethanolamin** 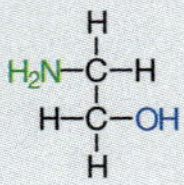 decarboxy-liertes Serin	**Acetamid** 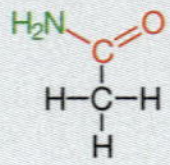	**Glycin** 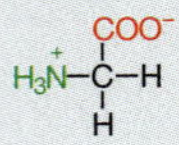
3 C-Atome	β-**Alanin** 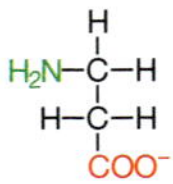 decarboxyliertes Aspartat	**Propionamid** 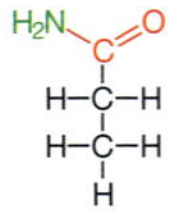	**Serin** 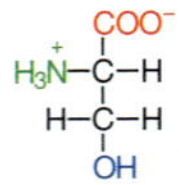 weitere Amino-säuren mit C3-Gerüst: • Alanin • Cyste
4 C-Atome	**GABA** (γ-Aminobutyrat) 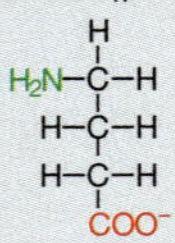 decarboxyliertes Glutamat	**Asparagin** 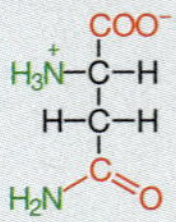	**Aspartat** 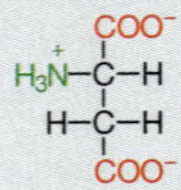 weitere Aminosäuren mit C4-Gerüst: • Threonin • Asparagin
5 C-Atome	δ-**Aminolävulinat** 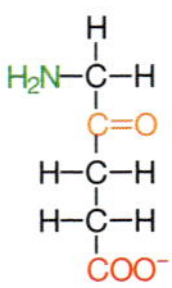 decarboxyliertes α-Amino-β-Ketoadipat	**Glutamin** 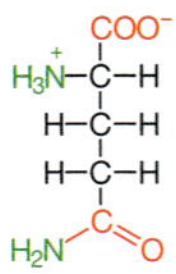	**Glutamat** 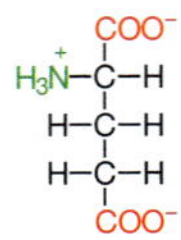 weitere Aminosäuren mit C5-Gerüst: • Glutamin • Valin • Ornithin
6 C-Atome			**Leucin** 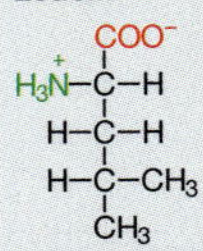 Konstitutionsisomer: • Isoleucin weitere Aminosäuren mit C6-Gerüst: • Lysin • Citrullin

-Ketocarbonsäuren 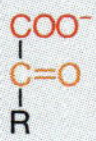	Hydroxy-carbonsäuren	Aldosen	Ketosen
	Glykolat 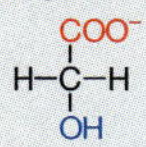		
yruvat 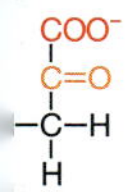	**Lactat** 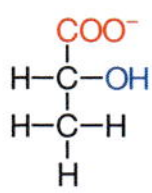	**Glyceral** 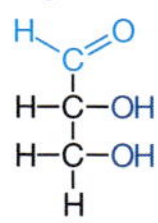	**Glyceron** 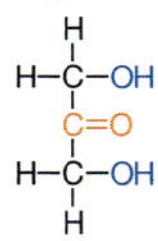
xalacetat 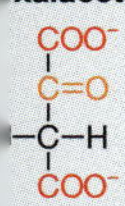 onstitutionsisomer: α-Ketobutyrat	**Malat** 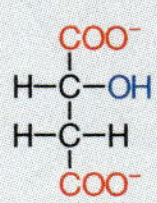 **β-Hydroxybutyrat** 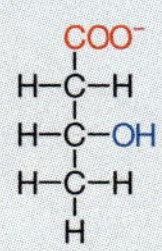 Konstitutionsisomere: • α-Hydroxybutyrat • γ-Hydroxybutyrat	**Erythrose** 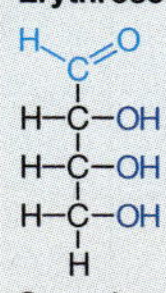 Stereoisomer: • Threose	**Erythrulose** 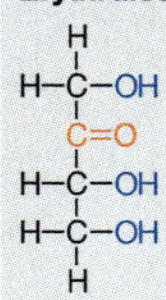
-Ketoglutarat 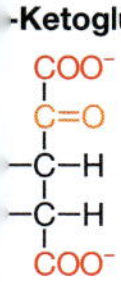	**β-Hydroxyglutarat** 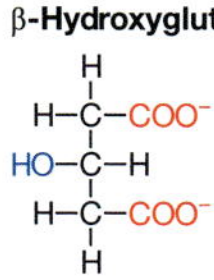	**Ribose** 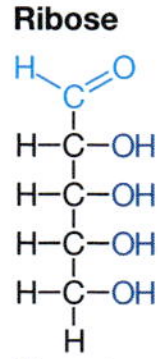 Stereoisomere: • Arabinose • Xylose • Lyxose	**Ribulose** 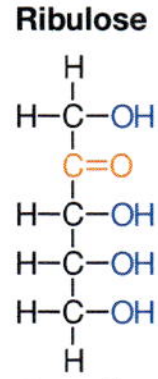 Stereoisomer: • Xylulose
-Ketoadipat 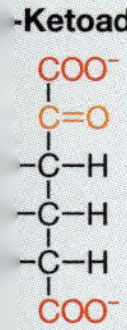	**Citrat** 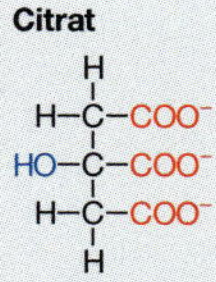 Konstitutionsisomer: • Isocitrat	**Glucose** 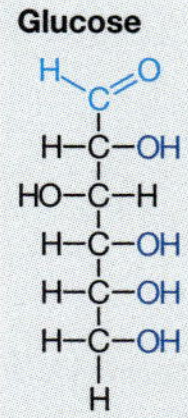 Stereoisomere: • Mannose • Galactose	**Fructose** 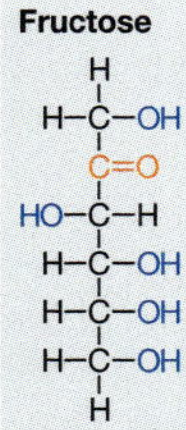 Stereoisomere: • Psicose • Sorbose • Tagatose

Der genetische Code

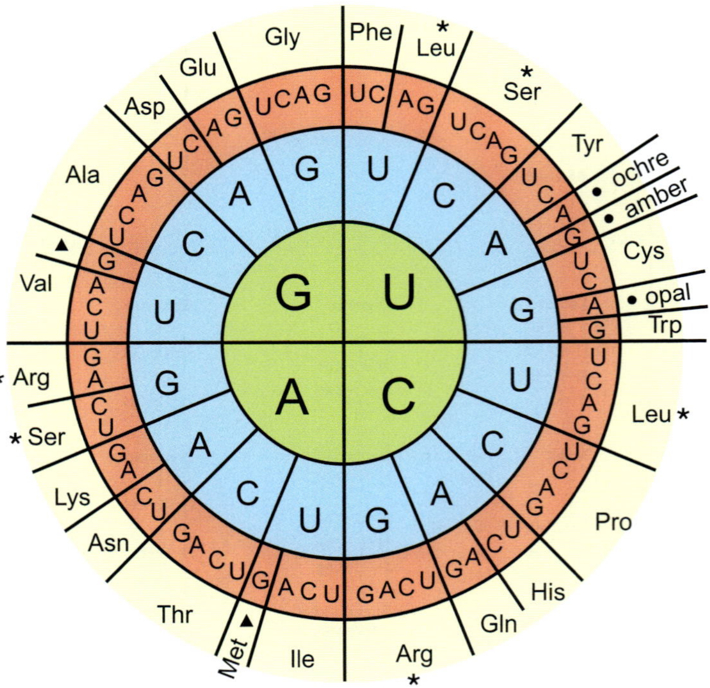

Die „Code-Sonne“ des RNA-Codes wird von innen nach außen gelesen.
Beispiel: Lysin (Lys) = AAA oder AAG. Im DNA-Code steht Thymin (T) anstelle von Uracil (U).
Die Dreiecke kennzeichnen Startcodons, die Punkte Stoppcodons. (Das Startcodon GUG kommt nur in Bakterien vor.) In vielen Fällen ist die dritte Position nicht von Bedeutung, bei einigen mit * gekennzeichneten Fällen variiert die erste Position.

Abkürzungen der Aminosäuren

Alanin	Ala	A	Lysin	Lys	K
Arginin	Arg	R	Methionin	Met	M
Asparagin	Asn	N	Phenylalanin	Phe	F
Aspartat	Asp	D	Prolin	Pro	P
Cystein	Cys	C	Selenocystein	SeCys	U
Glutamat	Glu	E	Serin	Ser	S
Glutamin	Gln	Q	Threonin	Thr	T
Glycin	Gly	G	Tryptophan	Trp	W
Histidin	His	H	Tyrosin	Tyr	Y
Isoleucin	Ile	I	Valin	Val	V
Leucin	Leu	L			

pKs-Werte der Aminosäuren

Aminosäure	pK_1	pK_2	pK_3
Alanin	2,35	9,87	
Arginin	1,82	8,99	13,20
Asparagin	2,02	8,80	
Aspartat	1,99	3,90	10,00
Cystein	1,86	10,34	
Glutamat	2,13	4,32	9,95
Glutamin	2,17	9,13	
Glycin	2,35	9,78	
Histidin	1,81	6,05	9,15
Isoleucin	2,32	9,76	
Leucin	2,33	9,74	
Lysin	2,16	9,20	10,80
Methionin	2,17	9,27	
Phenylalanin	2,58	9,24	
Prolin	1,95	10,64	
Serin	2,19	9,44	
Threonin	2,09	9,10	
Tryptophan	2,34	9,44	
Tyrosin	2,20	10,07	
Valin	2,29	9,72	

Hormone

Hormonname	Syntheseort	Rezeptortyp	Wirkungsort
Steroidhormone			
Glukokortikoide			
Cortisol	Nebennierenrinde: Zona fasciculata	Typ-IV-Rezeptor: Steroidrezeptor (im Zytosol an Hsp 90 gebunden)	Nebennierenmark
			peripheres Gewebe
			Leber
			Fettgewebe
			Immunsystem
Mineralokortikoide			
Aldosteron	Nebennierenrinde: Zona glomerulosa	Typ-IV-Rezeptor: Steroidrezeptor (im Zytosol) Erhöhung der Transkription spezifischer Genabschnitte	distale Tubuli und Sammelrohre der Niere
			auch Dickdarm, Milch- und Speicheldrüsen, Schweißdrüsen
Sexualhormone			
Androgene	Nebennierenrinde: Zona reticularis	Typ-IV-Rezeptor	Hypothalamus
z. B. Testo-steron	Mann: Testis (Leydig-Zellen)		Knochenmark
			Mann: allgemein
			Sertoli-Zellen
			Stoffwechsel
			Knochen

Wirkung	Regulation d. Sekretion	
	stimulierend	hemmend
gesteigerte Katecholaminsynthese	• Kortikoliberin bzw. Kortikotropin	
gesteigerte Proteolyse: Bereitstellung von Aminosäuren für Synthese der Enzyme der Gluconeogenese in der Leber gesteigerte Gluconeogenese: Bereitstellung von Energielieferanten gesteigerte Glykogensynthese: Auffüllen der Glucosereserven gesteigerte Ketogenese		
gesteigerte Lipolyse		
entzündungshemmende Wirkung (durch Förderung der Expression von Lipocortin) immunsuppressive Wirkung (durch Hemmung der Interleukinsynthese)		
Neusynthese von Na^+-Kanälen: gesteigerte Na^+-Resorption Neusynthese von Na^+-K^+-ATPasen: gesteigerte K^+-Sekretion	• Abnahme des Blutvolumens • K^+-Überschuss • Corticotropin • Melanotropin • β-Endorphin • Adiuretin • Katecholamine • Serotonin	• K^+-Mangel • Atriopeptin • Dopamin • Somatostatin
ähnliche Wirkung		
Hemmung der Gonadoliberinfreisetzung	• luteinisierendes Hormon (LH)	
Förderung der Erythropoese		
Ausbildung von primären und sekundären Geschlechtsmerkmalen Aufrechterhaltung der Spermiogenese		
Förderung der Proteinbiosynthese → Muskelaufbau		
Förderung der Kalzifizierung und Schluss der Epiphysenfuge		

Hormonname	Syntheseort	Rezeptortyp	Wirkungsort
Sexualhormone			
Gestagene **z. B. Progesteron**	Plazenta Gelbkörper (zu geringem Teil auch in der Nebennierenrinde)	Typ-IV-Rezeptor	Uterus Mamma
Östrogene **z. B. Östradiol**	Nebennierenrinde Frau: Plazenta, Ovarialfollikel (Granulosazellen) Mann: Testis	Typ-IV-Rezeptor	Frau: allgemein Uterus Zervix
sonstige Steroidhormone			
Calcitriol	Leber → Haut → Leber → Niere	Typ-IV-Rezeptor: Steroidrezeptor (im Zytosol) Erhöhung der Transkription spezifischer Genabschnitte	Niere Darm Knochen

Aminosäurederivate

Hormonname	Syntheseort	Rezeptortyp	Wirkungsort
Katecholamine			
(Nor-) Adrenalin	chromaffine Zellen des Nebennierenmarks 20% Noradrenalin 80% Adrenalin	Typ-III-Rezeptor **α-1-Rezeptor** Second messenger: IP_3/DAG	Endothelzellen
		α-2-Rezeptor Hemmung der Adenylatzyclase (inhibitorisches G-Protein)	synaptischer Spalt (präsynaptisches Axon) B-Zellen des Pankreas
		β-1-Rezeptor Second messenger: cAMP	Herz
		β-2-Rezeptor Second messenger: cAMP	Niere Leber/Muskulatur

Wirkung	Regulation d. Sekretion stimulierend	 hemmend
Erhaltung der Schwangerschaft Einnistung der befruchteten Eizelle	• luteinisierendes Hormon (LH)	
Bildung des Milchgangsystems		
Ausbildung von primären und sekundären Geschlechtsmerkmalen Proliferation des Myo- und Endometriums Induktion neuer Blutgefäße Steigerung der Durchblutung	• follikelstimulierendes Hormon (FSH)	
Veränderung der Schleimhautkonsistenz		
Hemmung der renalen Ausscheidung von Calcium und Phosphat (nur in Verbindung mit Parathormon) gesteigerte Synthese von Ca^{2+}-bindendem Protein: gesteigerte Ca^{2+}-Resorption Stimulation von Osteoblasten: gesteigerte Knochenmineralisierung	• Calciummangel • Phosphatmangel • Parathormon	• Calciumüberschuss • Phosphatüberschuss • Calcitriol (Eigenhemmung)
Vasokonstriktion	• nervale Impulse zu den chromaffinen Zellen des Nebennierenmarks („Stress") • Glucocorticoide	• negative Rückkopplung von (Nor-)Adrenalin selbst
neg. Rückkopplung des Noradrenalins, hemmt dessen weitere Ausschüttung		
verminderte Insulinausschüttung		
positiv chrono-, dromo- u. inotrop		
vermehrte Ausschüttung von Renin gesteigerter Glykogenabbau u. gesteigerte Gluconeogenese: Bereitstellung von Energielieferanten		

Hormonname	Syntheseort	Rezeptortyp	Wirkungsort
Aminosäurederivate			
Katecholamine			
(Nor-) Adrenalin			Fettgewebe
			Bronchialmuskulatur
			Endothelzellen
Amine			
Histamin	Gewebsmastzellen und basophile Leukozyten	Typ-III-Rezeptor **H_1-Rezeptor** Second mesenger: IP_3/DAG	glatte Muskelzellen von Darm und Bronchien
			Endothelzellen
		H_2-Rezeptor Second messenger: cAMP	Magen (Belegzellen)
Melatonin	Epiphyse		Hypothalamus (Ncl. suprachiasmaticus) weitere Melatoninrezeptoren befinden sich in thermoregulatorischen Zentren des Hirnstamms, in Blutgefäßen des Gehirns und Immunzellen
Serotonin	Darm (enterochromaffine Zellen)	Typ-III-Rezeptor 5-HT_1-Rezeptor	Endothel
	Retina	5-HT_1-Rezeptor	Bronchien
	ZNS	5-HT_4-Rezeptor	glatte Darmmuskulatur
			Thrombozyten
			Nebennierenmark
		Typ-II-Rezeptor (ligamentgesteuerter Ionenkanal) 5-HT_3-Rezeptor	Area postrema
Schilddrüsenhormone			
Triiodthyronin (T_3) **Thyroxin (T_4)**	Schilddrüse, Follikelepithelzellen	inaktiver Transkriptionsfaktor auf DNA: wird durch T_3 aktiviert	
			Adenohypophyse
			allg. Stoffwechsel
			Herz

Wirkung	Regulation d. Sekretion stimulierend	hemmend
gesteigerte Lipolyse		
Vasodilation		
Vasodilation		
Vasokonstriktion	• Antigenbindung von Mastzellen • Bradykinin	• Adrenalin • Prostaglandin E_2 • Histamin (über H_2-Rezeptoren)
Vasodilation		
Förderung der HCl-Produktion		
stabilisierende Funktion auf den zirkadianen Rhythmus Einstellung der saisonbedingten Umstellung	• Lichteinfall auf die Retina	
Vasokonstriktion		
Vasokonstriktion		
Kontraktion		
Förderung der Thrombozytenaggregation		
Förderung der Adrenalinausschüttung		
Übelkeit/Erbrechen		
T_3 und T_4 haben prinzipiell dieselbe Wirkung, jedoch ist die von T_3 um ein Mehrfaches stärker als die von T_4	• Thyrotropin	
Förderung der Somatotropinsynthese		
Anstieg des Grundumsatzes: Förderung der Lipolyse Förderung der Gluconeogenese Förderung des Glykogenabbaus		
Einbau von β-Rezeptoren → Zunahme der Empfindlichkeit für Katecholamine		

Hormonname	Syntheseort	Rezeptortyp	Wirkungsort
Peptidhormone			
Hypophysäre Hormone			
Corticotropin (ACTH)	Adenohypophyse (basophile Zellen) β_1-Zellen	Typ-III-Rezeptor Second messenger: cAMP	Nebennierenrinde (Zona fasciculata)
Follikelstimulierendes Hormon (FSH)	Adenohypophyse (basophile Zellen) δ-Zellen	Typ-III-Rezeptor Second messenger: cAMP	Mann: Sertoli-Zellen Frau: Granulosazellen
Luteinisierendes Hormon (LH)	Adenohypophyse (basophile Zellen) δ-Zellen	Typ-III-Rezeptor Second messenger: cAMP	Mann: Leydig-Zellen Frau: Granulosazellen
Melanotropin (MSH)	Hypophysen-zwischenlappen (basophile Zellen) β-Zellen	Typ-III-Rezeptor Second messenger: cAMP	Melanozyten
Prolaktin (PRL)	Adenohypophyse (acidophile Zellen) η-Zellen	Typ-III-Rezeptor Second messenger: cAMP	sekretorische Zellen der Brustdrüse
Somatotropin (STH)	Adenohypophyse (acidophile Zellen) α-Zellen	Typ-III-Rezeptor Second messenger: cAMP	allg. Gewebe Fettgewebe Leber
Thyreotropin (TSH)	Adenohypophyse (basophile Zellen) β_2-Zellen	Typ-III-Rezeptor Second messenger: cAMP	Schilddrüse

Wirkung	Regulation d. Sekretion	
	stimulierend	hemmend
Steigerung der Glucocorticoidbiosynthese	• Corticoliberin	• Corticostatin
	• Katecholamine	• erhöhter Cortisolspiegel
Mann: Spermatogenese	• „Stress" • Gonadoliberin	• Dopamin (auf hypothalamischer Ebene)
Frau: Follikelreifung		
Mann: Stimulation der Androgenbiosynthese	• Gonadoliberin	• Dopamin (auf hypothalamischer Ebene)
Frau: Bildung des Gelbkörpers		
Steigerung der Melaninbiosynthese → Regulation der Hautpigmentierung	• Melanoliberin	• Melanostatin
		• Melatonin
Milchproduktion	• Prolaktoliberin	• Prolaktostatin
	• Endorphine • VIP	• Dopamin • GAP (Vorläuferpeptid von GnRH)
direkte Wirkung: insulin-synergetisch (gesteigerte Proteinbiosynthese und Glucoseaufnahme in die Zellen)	• Somatoliberin	• Somatostatin
	• Schilddrüsenhormone	
direkte Wirkung: insulin-antagonistisch (gesteigerte Lipolyse) direkte Wirkung: insulin-antagonistisch (gesteigerte Gluconeogenese) indirekte Wirkung: Synthese von Somatomedinen		
vermehrte Aufnahmen von Iodid-Ionen	• Thyreoliberin	• Somatostatin
gesteigerte Synthese von T_3/T_4 vermehrte Freisetzung von Schilddrüsenhormon aus dem Kolloid	• Noradrenalin	• Rückkopplungshemmung durch Schilddrüsenhormone

Hormonname	Syntheseort	Rezeptortyp	Wirkungsort
Hypothalamische Hormone			
ADH (antidiuretisches Hormon)	magnozelluläre Kerngebiete des Hypothalamus	**V_2-Rezeptor:** Typ-III-Rezeptor Second messenger: cAMP	Niere
	(**Ncl. supraopticus,** Ncl. paraventricularis hypothalami)	**V_1-Rezeptor:** Typ-III-Rezeptor Second messenger: IP_3/DAG	Gefäßmuskulatur
Oxytocin	magnozelluläre Kerngebiete des Hypothalamus (Ncl. supraopticus, Ncl. paraventricularis hypothalami)	Typ-III-Rezeptor Second messenger: IP_3/DAG	Brustdrüsen Myometrium
Liberine (Releasing-Hormone) Corticoliberin (CRH) Gonadoliberin (GnRH) Melanoliberin (MRH) Prolactoliberin (PRH) Somatoliberin (SRH) Thyreoliberin (TRH)	parvizelluläre Kerngebiete des Hypothalamus	Typ-III-Rezeptor Second messenger: cAMP	Adenohypophyse
Statine (Inhibiting-Hormone) Melanostatin (MIH) Prolaktostatin (PIH) Somatostatin (SIH)	parvizelluläre Kerngebiete des Hypothalamus	Hemmung der Adenylatcyclase	Adenohypophyse
Gastrointestinale Hormone			
Cholezystokinin	Duodenum und Jejunum: I-Zellen	Typ-III-Rezeptor Second messenger: cAMP Second messenger: IP_3/DAG	Pankreas Gallenblase

Wirkung	Regulation d. Sekretion	
	stimulierend	hemmend
Einbau von Aquaporinen im distalen Tubulus	• Anstieg der Serum-molalität • Acetylcholin/Nicotin/Morphin	• Adrenalin/Ethanol
Vasokonstriktion		
Kontraktion der glatten Muskulatur der Brustdrüsen → Milchejektion Kontraktion der glatten Muskulatur des Myometriums → Wehen	• Saugen des Kindes an der Brustwarze • Dehnung der Zervix Empfindlichkeit für Oxytocin wird durch Östrogene (+) und Gestagene (–) reguliert	
Stimulation der Freisetzung hypophysärer Hormone (Tropine) Corticotropin (ACTH) (+) follikelstimulierendes Hormon (FSH) (+) luteinisierendes Hormon (LH) (+) Melanotropin (MSH) (+) Prolaktin (PRL) (+) Somatotropin (STH) (+) Thyreotropin (TSH) (+)	• Absinken der Konzentration von zugehörigem Tropin bzw. dessen Effektorhormon	• Anstieg der Konzentration von zugehörigem Tropin bzw. dessen Effektorhormon
Hemmung der Freisetzung hypophysärer Hormone Melanotropin (MSH) (–) Prolaktin (PRL) (–) Somatotropin (STH) (–) Corticotropin (–), Thyreotropin (TSH) (–)	• Anstieg der Konzentration von zugehörigem Tropin bzw. dessen Effektorhormon (Tropine)	• Absinken der Konzentration von zugehörigem Tropin bzw. dessen Effektorhormon
gesteigerte Sekretion von Pankreasenzymen Kontraktion der glatten Muskulatur: Entleerung der Gallenblase	• Chymus im Duodenum	• Trypsin im Darmlumen

Hormonname	Syntheseort	Rezeptortyp	Wirkungsort
Gastrointestinale Hormone			
Gastrin (in drei Varianten)	G-Zellen des	Typ-III-Rezeptor	Magen (Belegzellen)
Big-Gastrin	Antrums und Duodenums	Second messenger: IP_3/DAG	Magen (Hauptzellen)
(Little-)Gastrin	Antrums		Dünndarm
Minigastrin	Antrums		Gallenblase Pankreas (B-Zellen)
GIP (gastroinhibitorisches Peptid)	Dünndarm: K-Zellen		Pankreas (B-Zellen)
		Typ-III-Rezeptor Second messenger: IP_3/DAG	Magen (bei Bedarf, um den Dünndarm zu entlasten)
Sekretin	Duodenum und Jejunum: S-Zellen	wie GIP	Pankreas
			Antrum (und Duodenum)
Somatomedin (oder insulin-like growth factor)	Leber	Typ-I-Rezeptor Tyrosinkinaseaktivität	Knochen (Epiphysenfuge)
VIP (vasoaktives intestinales Peptid)	Nervenendigungen	Typ-III-Rezeptor	Magen
		Second messenger: cAMP	Verdauungstrakt Pankreas
Pankreatische Hormone			
Glucagon	Pankreas: A-Zellen	Typ-III-Rezeptor Second messenger: cAMP	Leber
			Fettgewebe

Wirkung	**Regulation d. Sekretion** stimulierend	hemmend
gesteigerte Protonenabgabe: pH sinkt	• mechanische Dehnung der Antrumschleimhaut	• Absinken des pH-Werts im Magenlumen
gesteigerte Pepsinsekretion	• pH-Anstieg im Magenlumen	• Sekretin
Motilitätszunahme	• Vagusreiz	• GIP
Motilitätszunahme gesteigerte Insulinsekretion	• Peptide, Alkohol, Coffein oder Röststoffe im Speisebrei	• VIP
gesteigerte Insulinsekretion	• Füllung des Duodenums	
Hemmung der Magensaftsekretion Verzögerung der Magenentleerung	• Absinken des pH-Werts im Duodenum	
Stimulation der Freisetzung von Hydrogencarbonat und Wasser ins Duodenum Förderung der Insulinausschüttung	• saurer Mageninhalt und/oder Fette befinden sich im Duodenum • Vagusreiz	
Hemmung der Gastrinausschüttung Hemmung der Magenmotalität		
Steigerung der DNA-/RNA-Synthese Förderung der Zellteilung → Längenwachstum	• Somatotropin	
Hemmung der HCl-Sekretion	• Aktivierung enterischer Nerven	
Hemmung der gastrointestinalen Motilität Förderung der Elektrolytsekretion		
Förderung der Gluconeogenese und der Glykogenolyse Hemmung der Glykolyse und der Glykogensynthese → Erhöhung des Blutzuckerspiegels	• Abnahme der extrazellulären Glucosekonzentration • Somatotropin • Absinken der Fettsäurekonzentration im Blut • Cholezystokinin • Sympathikusaktivierung	• Insulin • Anstieg der Fettsäurekonzentration im Blut • Somatostatin
Förderung der Lipolyse		

Hormonname	Syntheseort	Rezeptortyp	Wirkungsort
Insulin	Pankreas: B-Zellen	Typ-I-Rezeptor mit Tyrosinkinaseaktivität	alle Gewebe
			Leber
			Skelettmuskulatur
			Fettgewebe
Somatostatin	Verdauungstrakt und Pankreas: D-Zellen	Typ-III-Rezeptor Hemmung der Adenylatcyclase (inhibitorisches G-Protein)	Verdauungstrakt und Pankreas
Sonstige Peptidhormone			
Angiotensin II	Leber (durch proteolytische Spaltung: Angiotensinogen → Angiotensin I Angiotensin I → Angiotensin II)	AT_1-Rezeptor: Typ-III-Rezeptor Second messenger: IP_3/DAG	Endothelzellen
			Nebennierenrinde
			Myozyten
Calcitonin	Schilddrüse: C-Zellen	Typ-III-Rezeptor Second messenger: cAMP	Niere
			Darm
			Knochen (insbesondere beim jugendlichen Skelett)
Erythropoetin	Niere		Knochenmark
Leptin	Adipozyten		ZNS
			Niere

Wirkung	**Regulation d. Sekretion** stimulierend	 hemmend
Förderung der Glykolyse	• Anstieg des Blutzuckerspiegels • hoher Fettsäure-, Aminosäure- oder Ketonkörperspiegel im Blut • gastrointestinale Hormone (GIP, Sekretin) • Vagusreiz	• Somatostatin • Adrenalin (über α-1-Rezeptoren) • Sympathikusreiz
Förderung der Glykogensynthese Hemmung der Glykogenolyse Hemmung der Gluconeogenese		
Glucoseaufnahme in die Zelle: GLUT-4 (insulinabhängiger Glucosetransporter) Förderung der Glykogensynthese Hemmung der Glykogenolyse		
Glucoseaufnahme in die Zelle: GLUT-4 (insulinabhängiger Glucosetransporter) Föderung der Fetteinlagerung Hemmung der Lipolyse		
generelle Hemmung aller gastrointestinalen Hormone, unabhängig von deren Wirkung	• Gastrin • niedriger luminaler pH-Wert	• Somatostatin (neg. Rückkopplung) • Hypoglykämie • „Stress"
Vasokonstriktion: Blutdruckanstieg	• gesteigerte Reninausschüttung	• verminderte Reninausschüttung
gesteigerte Aldosteronausschüttung		
Zellwachstum		
gesteigerte renale Ausscheidung von Calcium und Phosphat	• Calciumüberschuss	
Hemmung der Motilität verminderte Sekretion von Verdauungsenzymen: verlangsamte Ca^{2+}-Resorption Stimulation von Osteoblasten und Hemmung von Osteoklasten: gesteigerte Mineralisierung des Knochens		
Förderung der Proliferation von Erythroblasten gesteigerte Hämoglobinbiosynthese	Abnahme des O_2-Gehalts im Blut	
verminderte Ausschüttung von Neuropeptid Y (dieses vermittelt dem Körper ein Hungergefühl)	• „volle" Fettspeicher" • Adrenalin (über β-Rezeptoren) • Interleukin 1	
Natriurese Diurese		

Hormonname	Syntheseort	Rezeptortyp	Wirkungsort
Atriales natriuretisches Peptid (ANP)	Herzvorhöfe: myo-endodokrine Zellen	Typ-I-Rezeptor Guanylatcyclaseaktivität	Niere
			glatte Muskulatur
			Nebennierenrinde Neurohypophyse
Parathormon	Nebenschilddrüse	Typ-III-Rezeptor Second messenger: cAMP	Knochen Niere Darm

Wirkung	**Regulation d. Sekretion** stimulierend	hemmend
Blutdrucksenkung: Hemmung der Natriumrückresorption durch Hemmung der Na^+/K^+-ATPase → Natriurese und Diurese Hemmung der Reninfreisetzung	• Dehnung der Vorhöfe	
Vasodilatation		
Hemmung der Aldosteronfreisetzung Hemmung der ADH-Freisetzung		
Stimulation der Osteoblasten zur Zytokinfreisetzung → Aktivierung von Osteoklasten → Freisetzung von Calcium gesteigerte Calcitriolsynthese Förderung der Calciumrückresorption Hemmung der Phosphatrückresorption Förderung der Calciumresorption	• Absinken des Calciumspiegels im Blut	• Anstieg des Calciumspiegels im Blut

Enzyme

Enzymname	Reaktionsart	Lokalisation
Pentosephosphatweg		
6-Phosphogluconat-Dehydrogenase	Redoxreaktion irreversibel	Zytoplasma
Gluconolaktonase	Hydrolysereaktion reversibel	Zytoplasma
Glucose-6-Phosphat-Dehydrogenase	Redoxreaktion irreversibel	Zytoplasma
Ribulose-5-Phosphat-Isomerase	Isomerisierung reversibel	Zytoplasma
Ribulose-5-Phosphat-Epimerase	Isomerisierung reversibel	Zytoplasma
Transaldolase	C_3-Übertragungs-Reaktion irreversibel	Zytoplasma
Transketolase	C_2-Übertragungs-Reaktion irreversibel	Zytoplasma
Glykolyse		
3-Phosphoglycerat-Kinase	Gruppenübertragungsreaktion irreversibel	Zytoplasma
Aldolase	Synthesereaktion reversibel	Zytoplasma
Enolase	Synthesereaktion reversibel	Zytoplasma
Glucose-6-Phosphat-Isomerase	Isomerisierung reversibel	Zytoplasma
Glycerinaldehyd-3-Phosphat-Dehydrogenase	Redoxreaktion reversibel	Zytoplasma
Lactat-Dehydrogenase	Redoxreaktion reversibel	Zytoplasma
Phosphofructokinase	Gruppenübertragungsreaktion irreversibel	Zytoplasma
Phosphoglycerat-Mutase	Isomerisierung irreversibel	Zytoplasma
Pyruvat-Kinase	Gruppenübertragungsreaktion reversibel	Zytoplasma
Triosephosphat-Isomerase	Isomerisierung reversibel	Zytoplasma

oenzym	Hauptsubstrat	Hauptprodukt
ADP+	**6-Phosphogluconat**	**Ribulose-5-Phosphat** CO_2
	6-Phosphogluconolacton	**6-Phosphogluconat**
ADP+	**Glucose-6-Phosphat**	**6-Phosphogluconolacton**
	Ribulose-5-Phosphat	**Ribose-5-Phosphat**
	Ribulose-5-Phosphat	**Xylulose-5-Phosphat**
	Ribulose-5-Phosphat **Xylulose-5-Phosphat**	**Seduheptulose-7-Phosphat** **Glycerinaldehyd-3-Phosphat**
	Erythrose-4-Phosphat **Xylulose-5-Phosphat**	**Fructose-6-Phosphat** **Glycerinaldehyd-3-Phosphat**
	Seduheptulose-7-Phosphat **Glycerinaldehyd-3-Phosphat**	**Fructose-6-Phosphat** **Erythrose-4-Phosphat**
	1,3-Bisphosphoglycerat ADP	**3-Phosphoglycerat** ATP
	Fructose-1,6-Bisphosphat	**Glycerinaldehyd-3-Phosphat** **Dihydroxyacetonphosphat**
	2-Phosphoglycerat	**Phosphoenolpyruvat**
	Glucose-6-Phosphat	**Fructose-6-Phosphat**
NAD+	**Glycerinaldehyd-3-Phosphat**	**1,3-Bisphosphoglycerat**
NAD+	**Pyruvat**	**Lactat**
	Fructose-6-Phosphat	**Fructose-1,6-Bisphosphat**
	3-Phosphoglycerat	**2-Phosphoglycerat**
	Phosphoenolpyruvat	**Pyruvat**
	Dihydroxyacetonphosphat	**Glycerinaldehyd-3-Phosphat**

Enzymname	Reaktionsart	Lokalisation
Gluconeogenese		
3-Phosphoglycerat-Kinase	Gruppenübertragungsreaktion irreversibel	Zytoplasma
Aldolase	Synthesereaktion reversibel	Zytoplasma
Enolase	Synthesereaktion reversibel	Zytoplasma
Fructose-1,6-Bisphosphatase	Hydrolysereaktion irreversibel	Zytoplasma (nur Leber, Niere und Dar
Glucose-6-Phosphatase	Hydrolysereaktion ireversibel	raues ER (nur Leber, Niere und Dar
Glucose-6-Phosphat-Isomerase	Isomerisierung reversibel	Zytoplasma
Glycerinaldehyd-3-Phosphat-Dehydrogenase	Redoxreaktion reversibel	Zytoplasma
Malat-Dehydrogenase	Redoxreaktion reversibel	Mitochondrium (nur Leber, Niere und Dar
Phosphoenolpyruvat-Carboxylase	Synthesereaktion irreversibel	Zytoplasma (nur Leber, Niere und Dar
Phosphoglycerat-Mutase	Isomerisierung irreversibel	Zytoplasma
Pyruvat-Carboxylase	Synthesereaktion irreversibel	Mitochondrium (nur Leber, Niere und Dar
Triosephosphat-Isomerase	Isomerisierung reversibel	Zytoplasma
Citratzyklus		
α-Ketoglutarat-Dehydrogenase	Redoxreaktion irreversibel	Mitochondrium
Aconitase	Isomerisierung reversibel	Mitochondrium
Citrat-Synthase	Synthesereaktion irreversibel	Mitochondrium
Fumarase	Synthesereaktion reversibel	Mitochondrium
Isocitrat-Dehydrogenase	Redoxreaktion reversibel	Mitochondrium
Malat-Dehydrogenase	Redoxreaktion reversibel	Mitochondrium (nur Leber, Niere und Dar
Succinat-Dehydrogenase	Redoxreaktion reversibel	Innenseite der inneren Mitochondrienmembran

oenzym	Hauptsubstrat	Hauptprodukt
	1,3-Bisphosphoglycerat ADP	**3-Phosphoglycerat** ATP
	Fructose-1,6-Bisphosphat	**Glycerinaldehyd-3-Phosphat** **Dihydroxyacetonphosphat**
	2-Phosphoglycerat	**Phosphoenolpyruvat**
	Fructose-1,6-Bisphosphat	**Fructose-6-Phosphat**
	Glucose-6-Phosphat	**Glucose**
	Glucose-6-Phosphat	**Fructose-6-Phosphat**
AD^+	**Glycerinaldehyd-3-Phosphat**	**1,3-Bisphosphoglycerat**
AD^+	**L-Malat**	**Oxalacetat**
	Oxalacetat	**Phosphoenolpyruvat**
	3-Phosphoglycerat	**2-Phosphoglycerat**
iotin	**Pyruvat**	**Oxalacetat**
	Dihydroxyacetonphosphat	**Glycerinaldehyd-3-Phosphat**
oenzym A AD^+	**α-Ketogluterat**	**Succinyl-CoA**
	Citrat	**Isocitrat**
oenzym A vird ab- espalten)	**Oxalacetat** **Acetyl-CoA**	**Citrat**
	Fumarat	**L-Malat**
AD^+	**Isocitrat**	**α-Ketoglutarat**
AD^+	**L-Malat**	**Oxalacetat**
AD	**Succinat**	**Fumarat**

Enzymname	Reaktionsart	Lokalisation
Succinat-Thiokinase	Gruppenübertragungsreaktion	Mitochondrium
Malat-Dehydrogenase	Redoxreaktion reversibel	Mitochondrium (nur Leber, Niere und Da
β-Oxidation		
Acyl-CoA-Dehydrogenase	Redoxreaktion irreversibel	Mitochondrium
Acyl-CoA-Synthetase	Synthesereaktion in 2 Schritten irreversibel	Zytoplasma Schritt 1: Schritt 2:
Carnitin-Acyl-Transferase I	Gruppenübertragungsreaktion irreversibel	Außenseite der inneren Mitochondrienmembran
Carnitin-Acyl-Transferase II	Gruppenübertragungsreaktion irreversibel	Innenseite der inneren Mitochondrienmembran
Enoyl-CoA-Hydratase	Synthesereaktion reversibel	Mitochondrium
L-β-Hydroxyacyl-CoA-Dehydrogenase	Redoxreaktion irreversibel	Mitochondrium
Methylmalonyl-CoA-Epimerase	Isomerisierungsreaktion irreversibel	Mitochondrium
Methylmalonyl-CoA-Mutase	Isomerisierungsreaktion irreversibel	Mitochondrium
Propionyl-CoA-Carboxylase	Synthesereaktion irreversibel	Mitochondrium
Thiolase	Thiolysereaktion	Mitochondrium
Fettsäuresynthese		
Acetyl-CoA-Carboxylase	Synthesereaktion irreversibel	Zytoplasma (bevorzugt in Leber)
Acetyl-Transferase	Gruppenübertragungsreaktion irreversibel	Zytoplasma (bevorzugt in Leber)
Acyl-Hydrolase	Hydrolysereaktion irreversibel	Zytoplasma (bevorzugt in Leber)
ATP-Citrat-Lyase	Synthesereaktion irreversibel	Zytoplasma (bevorzugt in Leber)
Enoyl-Reduktase	Redoxreaktion irreversibel	Zytoplasma (bevorzugt in Leber)
Hydroxyacyl-Dehydrogenase	Dehydratisierungsreaktion irreversibel	Zytoplasma (bevorzugt in Leber)

:oenzym	Hauptsubstrat	Hauptprodukt
:oenzym A (wird ab- gespalten)	**Succinyl-CoA**	**Succinat**
NAD+	**L-Malat**	**Oxalacetat**
AD	**Acyl-CoA**	**Enoyl-CoA**
:oenzym A	**freie Fettsäure** **Acyladenylat**	**Acyladenylat** **Acyl-CoA**
:oenzym A (wird ab- gespalten)	**Acyl-CoA**	**Acyl-Carnitin**
:oenzym A	**Acyl-Carnitin**	**Acyl-CoA**
	Enoyl-CoA	**Hydroxyacyl-CoA**
NAD+	**Hydroxyacyl-CoA**	**Ketoacyl-CoA**
	D-Methylmalonyl-CoA	**L-Methylmalonyl-CoA**
Vitamin B_{12}	**L-Methylmalonyl-CoA**	**Succinyl-CoA**
Biotin	**Propionyl-CoA**	**D-Methylmalonyl-CoA**
:oenzym A	**Ketoacyl-CoA**	**Acetyl-CoA**
Biotin	**Acetyl-CoA**	**Malonyl-CoA**
:oenzym A (wird ab- gespalten)	**Acetyl-CoA**	Fettsäure-Synthase-Komplex mit **Acetyl-Rest an peripherer SH-Gruppe**
	Fettsäure-Synthase-Komplex mit **Acyl-Rest an zentraler SH-Gruppe**	**freie Fettsäure**
:oenzym A	**Citrat**	**Acetyl-CoA**
NADPH/H+	Fettsäure-Synthase-Komplex mit **Enoyl-Rest an zentraler SH-Gruppe**	Fettsäure-Synthase-Komplex mit **Acyl-Rest an zentraler SH-Gruppe**
	Fettsäure-Synthase-Komplex mit **Hydroxyacyl-Rest an zentraler SH-Gruppe**	Fettsäure-Synthase-Komplex mit **Enoyl-Rest an zentraler SH-Gruppe**

Enzymname	Reaktionsart	Lokalisation
Ketoacyl-Reduktase	Redoxreaktion irreversibel	Zytoplasma (bevorzugt in Leber)
Ketoacyl-Synthase	Synthesereaktion irreversibel	Zytoplasma (bevorzugt in Leber)
Malonyl-Transferase	Gruppenübertragungsreaktion irreversibel	Zytoplasma (bevorzugt in Leber)
Ketonkörper-Abbau		
Acetoacetyl-CoA-Thiolase	Thiolysereaktion (außer Leber)	Mitochondrium
β-Hydroxybutyrat-Dehydrogenase	Redoxreaktion reversibel	Mitochondrium
β-Ketoacyl-CoA-Transferase	Gruppenübertragungsreaktion irreversibel	Mitochondrium (außer Leber)
Ketogenese		
Acetoacetyl-CoA-Hydratase	Synthesereaktion irreversibel	Mitochondrium (nur Leber)
β-HMG-CoA-Lyase	Synthesereaktion irreversibel	Mitochondrium (nur Leber)
β-HMG-CoA-Synthase – mitochondrial –	Synthesereaktion irreversibel	Mitochondrium (nur Leber)
Cholesterinbiosynthese		
β-HMG-CoA-Reduktase	Redoxreaktion irreversibel	Zytoplasma
β-HMG-CoA-Synthase – zytoplasmatisch –	Synthesereaktion irreversibel	Zytoplasma (besonders Leber und Darm)
Dimethylallyl-Transferase	Gruppenübertragungsreaktion irreversibel	Zytoplasma
Geranyl-Transferase	Gruppenübertragungsreaktion irreversibel	Zytoplasma
Isopentenylpyrophosphat-Isomerase	Isomerisierungsreaktion reversibel	Zytoplasma
Mevalonat-Kinase	Gruppenübertragungsreaktion irreversibel	Zytoplasma
Phosphomevalonat-Kinase	Gruppenübertragungsreaktion irreversibel	Zytoplasma

oenzym	Hauptsubstrat	Hauptprodukt
ADPH/H+	Fettsäure-Synthase-Komplex mit **Ketoacyl-Rest an zentraler SH-Gruppe**	Fettsäure-Synthase-Komplex mit **Hydroxyacyl-Rest an zentraler SH-Gruppe**
	Fettsäure-Synthase-Komplex mit **Acyl-Rest an peripherer SH-Gruppe und Malonyl-Rest an zentraler SH-Gruppe**	
oenzym A vird ab-espalten)	**Malonyl-CoA**	**Fettsäure-Synthase-Komplex mit Acyl-Rest an peripherer SH-Gruppe und Malonyl-Rest an zentraler SH-Gruppe**
oenzym A	**Acetoacetyl-CoA**	**2× Acetyl-CoA**
ADH/H+	**Acetoacetat**	**β-Hydroxybutyrat**
	Acetoacetat	**Acetoacetyl-CoA**
oenzym A wird ab-espalten)	**Acetoacetyl-CoA**	**Acetoacetat**
	β-HMG-CoA	**Acetoacetat**
oenzym A wird ab-espalten)	**Acetoacetyl-CoA**	**β-HMG-CoA**
× NADPH/H+ oenzym A wird ab-espalten)	**β-HMG-CoA**	**Mevalonat**
oenzym A wird ab-espalten)	**Acetoacetyl-CoA**	**β-HMG-CoA**
	Dimethylallylpyrophosphat	**Geranylpyrophosphat**
	Geranylpyrophosphat	**Farnesylpyrophosphat**
	Isopentenylpyrophosphat	**Dimethylallylpyrophosphat**
	Mevalonat	**5-Phosphomevalonat**
	5-Phosphomevalonat	**5-Pyrophosphomevalonat**

Enzymname	Reaktionsart	Lokalisation
Pyrophosphomevalonat-Kinase	Gruppenübertragungsreaktion irreversibel	Zytoplasma
Squalen-Synthetase	Synthesereaktion irreversibel	raues ER
Stickstoffentsorgung		
Carbamoylphosphat-Synthetase I	Synthesereaktion irreversibel	Mitochondrium (nur Leber und Niere)
Glutamat-Dehydrogenase	Redoxreaktion irreversibel	Zytoplasma (nur Leber und Niere)
Glutaminase	Hydrolysereaktion irreversibel	Zytoplasma (nur Leber und Niere)
Glutamin-Synthetase	Synthesereaktion reversibel	Zytoplasma
Harnstoffzyklus		
Argininosuccinase	Synthesereaktion irreversibel	Zytoplasma (nur Leber und Niere)
Arginase	Hydrolysereaktion irreversibel	Zytoplasma (nur Leber und Niere)
Argininosuccinat-Synthase	Synthesereaktion irreversibel	Zytoplasma (nur Leber und Niere)
Ornithin-Carbamoyl-Transferase	Gruppenübertragungsreaktion irreversibel	Mitochondrium (nur Leber und Niere)
Aminosäurestoffwechsel		
Alanin-Amino-Transferase (ALT)	Gruppenübertragungsreaktion reversibel	Zytoplasma
Aspartat-Amino-Transferase (AST)	Gruppenübertragungsreaktion reversibel	Zytoplasma
Purinsynthese		
Adenin-Phosphoribosyl-Transferase (APRT)	Gruppenübertragungsreaktion	Zytoplasma
Glutamin-Phosphoribosylpyro-phosphat-Transferase	Gruppenübertragungsreaktion irreversibel	Zytoplasma
Glycinamid-Ribonukleotid-Synthetase	Synthesereaktion irreversibel	Zytoplasma
Hexokinase	Gruppenübertragungsreaktion irreversibel	Zytoplasma
Hypoxanthin-Guanin-Phosphoribosyl-Transferase (HGPRT)	Gruppenübertragungsreaktion	Zytoplasma
Ribosephosphat-Pyrophosphat-Kinase	Gruppenübertragungsreaktion irreversibel	Zytoplasma

›enzym	Hauptsubstrat	Hauptprodukt
	5-Pyrophosphomevalonat	**3-Phospho-5-Pyrophosphomevalonat**
›ADP⁺	**2× Farnesylpyrophosphat**	**Squalen**
	CO_2	**Carbamoylphosphat**
›AD⁺ bzw. ›ADP⁺	**Glutamat**	**NH_3**
	Glutamin	**NH_3**
	NH_3 **Glutamat**	**Glutamin**
	Argininosuccinat	**Arginin**
	Arginin	**Isoharnstoff**
	Citrullin	**Argininosuccinat**
	Carbamoylphosphat	**Citrullin**
›ridoxal- ›osphat	**Alanin** **α-Ketoglutarat**	**Pyruvat** **Glutamat**
›ridoxal- ›osphat	**Aspertat** **α-Ketoglutarat**	**Oxalacetat** **Glutamat**
	Adenin	**Adenosin-Monophosphat**
	Phosphoribosylpyrophosphat	**5-Phosphoribosylamin**
	5-Phosphoribosylamin	**Glycinamin-Ribonukleotid**
	Glucose	**Glucose-6-Phosphat**
	Hypoxanthin **Guanin**	**Inosin-Monophosphat** **Guanosin-Monophosphat**
	Ribose-5-Phosphat	**Phosphoribosylpyrophosphat**

Enzymname	Reaktionsart	Lokalisation
Purinabbau		
Xanthin-Oxidase	Redoxreaktion	Zytoplasma
Pyrimidinsynthese		
Aspartat-Transcarbamoylase	Gruppenübertragungsreaktion	Zytoplasma
Carbamoylphosphat-Synthetase II	Synthesereaktion irreversibel	Zytoplasma
Dihydroorotase	Kondensation	Zytoplasma
Dihydroorotsäure-Dehydrogenase	Redoxreaktion	Zytoplasma
Orotidin-5-Phosphat-Decarboxylase	Synthesereaktion	Zytoplasma
Phosphoribosyl-Transferase	Gruppenübertragungsreaktion	Zytoplasma
Ribosephosphat-Pyrophosphat-Kinase	Gruppenübertragungsreaktion irreversibel	Zytoplasma
Pyruvat-Dehydrogenase	Redoxreaktion irreversibel	Mitochondrium

Alphabetische Liste der Enzyme

(Angabe des jeweiligen Stoffwechselweges, in dem das Enzym vorkommt, nach dem Doppelpunkt)

A

Acetoacetyl-CoA-Hydratase: Ketogenese
Acetoacetyl-CoA-Thiolase: Ketonkörper-Abbau
Acetyl-CoA-Carboxylase: Fettsäuresynthese
Acetyl-Transferase: Fettsäuresynthese
Aconitase: Citratzyklus
Acyl-CoA-Dehydrogenase: β-Oxidation
Acyl-CoA-Synthetase: β-Oxidation
Acyl-Hydrolase: Fettsäuresynthese
Adenin-Phosphoribosyl-Transferase: Purinsynthese
Alanin-Amino-Transferase: Aminosäurestoffwechsel
Aldolase: Glykolyse, Gluconeogenese
Arginase: Harnstoffzyklus
Argininosuccinase: Harnstoffzyklus
Argininosuccinat-Synthase: Harnstoffzyklus
Aspartat-Amino-Transferase: Aminosäurestoffwechsel
Aspartat-Transcarbamoylase: Pyrimidinsynthese
ATP-Citrat-Lyase: Fettsäuresynthese

C

Carbamoylphosphat-Synthetase I: Stickstoffentsorgung
Carbamoylphosphat-Synthetase II: Pyrimidinsynthese
Carnitin-Acyl-Transferase I + II: β-Oxidation
Citrat-Synthase: Citratzyklus

D

Dihydroorotase: Pyrimidinsynthese
Dihydroorotsäure-Dehydrogenase: Pyrimidinsynthese
Dimethylallyl-Transferase: Cholesterinbiosynthese

E

Enolase: Glykolyse, Gluconeogenese
Enoyl-CoA-Hydratase: β-Oxidation
Enoyl-Reduktase: Fettsäuresynthese

oenzym	Hauptsubstrat	Hauptprodukt
	Hypoxanthin Xanthin	Xanthin Harnsäure
	Carbamoylphosphat	Carbamoylaspartat
	CO_2	Carbamoylphosphat
	Carbamoylaspartat	Dihydroorotsäure
bichinon	Dihydroorotsäure	Orotsäure
	Orotidin-5-Phosphat	Uridin-Monophosphat
	Orotsäure	Orotidin-5-Phosphat
	Ribose-5-Phosphat	Phosphoribosylpyrophosphat
AD+ oenzym A	Pyruvat	Acetyl-CoA

Ketoacyl-Synthase: Fettsäuresynthese
α-Ketoglutarat-Dehydrogenase: Citratzyklus

L

Lactat-Dehydrogenase: Glykolyse
Malat-Dehydrogenase: Gluconeogenese, Citratzyklus

M

Malonyl-Transferase: Fettsäuresynthese
Methylmalonyl-CoA-Epimerase: β-Oxidation
Methylmalonyl-CoA-Mutase: β-Oxidation
Mevalonat-Kinase: Cholesterinbiosynthese

O

Orotidin-5-Phosphat-Decarboxylase: Pyrimidinsynthese
Ornithin-Carbamoyl-Transferase: Harnstoffzyklus

P

Phosphoenolpyruvat-Carboxylase: Gluconeogenese
Phosphofructokinase: Glykolyse
6-Phosphogluconat-Dehydrogenase: Pentosephosphatweg
3-Phosphoglycerat-Kinase: Glykolyse, Gluconeogenese
Phosphoglycerat-Mutase: Glykolyse, Gluconeogenese
Phosphomevalonat-Kinase: Cholesterinbiosynthese
Phosphoribosyl-Transferase: Pyrimidinsynthese
Propionyl-CoA-Carboxylase: β-Oxidation
Pyrophosphomevalonat-Kinase: Cholesterinbiosynthese
Pyruvat-Carboxylase: Gluconeogenese
Pyruvat-Kinase: Glykolyse

R

Ribosephosphat-Pyrophosphat-Kinase: Purinsynthese, Pyrimidinsynthese
Ribulose-5-Phosphat-Epimerase: Pentosephosphatweg
Ribulose-5-Phosphat-Isomerase: Pentosephosphatweg

S

Squalen-Synthetase: Cholesterinbiosynthese
Succinat-Dehydrogenase: Citratzyklus
Succinat-Thiokinase: Citratzyklus

T

Thiolase: β-Oxidation
Transaldolase: Pentosephosphatweg
Transketolase: Pentosephosphatweg
Triosephosphat-Isomerase: Glykolyse, Gluconeogenese

X

Xanthin-Oxidase: Purinabbau

Maßeinheiten

Basisgröße	Basiseinheit	Symbol
Länge	Meter	m
Masse	Kilogramm	kg
Stoffmenge	Mol	mol
Zeit	Sekunde	s
elektr. Stromstärke	Ampere	A
Temperatur	Kelvin	K
Lichtstärke	Candela	cd

Seit 1954 laufen weltweit Bemühungen, für alle Messgrößen in den Naturwissenschaften und in der Medizin nur noch die Maßeinheiten des SI-Systems (Système International d'Unités) zu benutzen. Es beruht auf sieben voneinander unabhängigen Basiseinheiten. Alle anderen Maßeinheiten können von diesen Basiseinheiten abgeleitet werden.

Von SI-Basiseinheiten abgeleitete kohärente Einheiten. (Wird eine zusammengesetzte Einheit zu umständlich, erhält sie eine eigene Bezeichnung mit einem eigenen Symbol.)

Messgröße	Definition	SI-Einheit	Abkürzung	Symbol
Kraft	Masse mal Beschleunigung	$kg \cdot m \cdot s^{-2}$	Newton	N
Arbeit, Energie, Wärmemenge	Kraft mal Weg	$kg \cdot m^2 \cdot s^{-2} = Nm$	Joule	J
Leistung	Arbeit pro Zeit	$kg \cdot m^2 \cdot s^{-3} = Js^{-1}$	Watt	W
Druck	Kraft pro Fläche	$kg \cdot m^{-1} \cdot s^{-2} = Nm^{-2}$	Pascal	Pa
elektr. Spannung	Leistung pro Stromstärke	$kg \cdot m^2 \cdot A^{-1} \cdot s^{-3} = WA^{-1}$	Volt	V
elektr. Widerstand	Spannung pro Stromstärke	$kg \cdot m^2 \cdot A^{-2} \cdot s^{-3} = VA^{-1}$	Ohm	Ω
elektr. Leitfähigkeit	Stromstärke pro Spannung	$A^2 \cdot s^3 \cdot kg^{-1} \cdot m^{-2} = AV^{-1}$	Siemens	S
elektr. Ladung	Stromstärke mal Sekunde	$A \cdot s$	Coulomb	C

Faktor	Zehnerpotenz	Vorsilbe	Symbol
1 Billiarde	10^{15}	Peta-	P
1 Billion	10^{12}	Tera-	T
1 Milliarde	10^{9}	Giga-	G
1 Million	10^{6}	Mega-	M
1 Tausend	10^{3}	Kilo-	k
1 Tausendstel	10^{-3}	Milli-	m
1 Millionstel	10^{-6}	Mikro-	µ
1 Milliardstel	10^{-9}	Nano-	n
1 Billionstel	10^{-12}	Piko-	p
1 Billiardstel	10^{-15}	Femto-	f
Hundert	10^{2}	Hekto-	h
Zehn	10^{1}	Deka-	da oder dk
Zehntel	10^{-1}	Dezi-	d
Hundertstel	10^{-2}	Zenti-	c

Dezimalskala: Um Zahlen mit langen Ziffernfolge übersichtlicher handhaben zu können, werden je weils für den Faktor 1000 spezielle Vorsilben un Symbole benutzt.

Kleinere Dezimalschritte sind daneben gebräuchlic im Bereich des häufigsten Zahlenanfalls

Alte Maßeinheiten und ihre Umrechnung. (Für eine wohl noch längere Übergangszeit werden in de Medizin neben den SI-Einheiten auch einige historisch überlieferte Maßeinheiten verwendet werder Eine Auswahl samt den Umrechnungsfaktoren ist in folgender Tabelle zusammengestellt.)

Alte Maßeinheit	Symbol	Umrechnung in SI-Einheit
Länge:		
Ångström	Å	1 Å = 10^{-10} m
Druck:		
Quecksilbersäule	mmHg, Torr	1 mmHg = 133,322 Pa
Meter Wassersäule	mH_2O	1 mH_2O = 98,0665 kPa
Bar	bar	1 bar = 100 kPa
techn. Atmosphäre	at	1 at = 98,0665 kPa
Arbeit:		
Kalorie	cal	1 cal = 4,186 J
Kilowattstunde	kWh	1 KWh = 3600 kJ
Erg	erg	1 erg = 10^{-7} J
Kraft:		
Pond	p	1 p = $9{,}80665 \cdot 10^{-3}$ N
Dyn	dyn	1 dyn = 10^{-5} N
Leistung:		
Pferdestärke	PS	1 PS = 735,5 W
Temperatur:		
Grad Celsius	°C	Temperatur in °C = K −273,15